Andrea Friese

Männerrunden

Aktivierungsideen für geistige Fitness

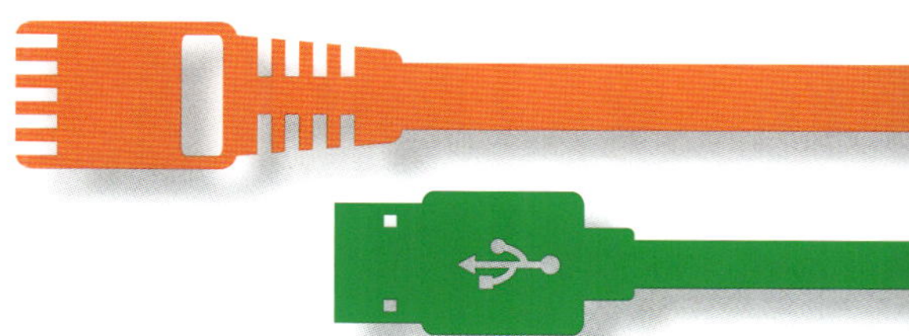

Bibliografische Information der Deutschen Nationalbibliothek

Die Deutsche Bibliothek verzeichnet diese Publikation in der Deutschen Nationalbibliografie; detaillierte bibliografische Daten sind im Internet über http://dnb.d-nb.de abrufbar.

Besuchen Sie uns im Internet: www.altenpflege-online.net

Titelbild: Composing: AdobeStock-gubernat, Pixabay-Free-Photos, Pixabay-Michal Jarmoluk, Josef Friedrich, Verkehrsmuseum Dresden Einsamer Schütze, AdobeStock-gabort, AdobeStock-tuiphotoengineer, AdobeStock-Kalle Kolodziej, AdobeStock-Aliaksandr Marko, Pixabay-Dansk, AdobeStock-kiyopayo, AdobeStock-Melinda Nagy, AdobeStock-Nicholas Piccillo, AdobeStock-patrick, Reifenspur: AdobeStock-Tomasz Rzymkiewicz, Zollstock: AdobeStock-ssstocker, Kabel: AdobeStock-ronnarid
Druck: QUBUS media GmbH, Hannover

ISBN 978-3-7486-0376-4

Andrea Friese

Männerrunden

Aktivierungsideen für geistige Fitness

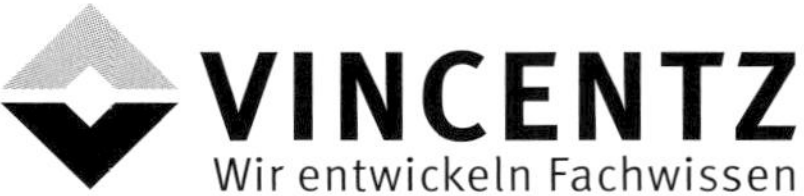

Inhalt

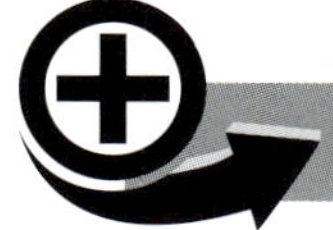

Jetzt Code scannen und mehr bekommen …

http://www.altenpflege-online.net/bonus

Ihr exklusiver Bonus an Informationen!
Hier erhalten Sie *Altenpflege* Bonus-Material zum Download. Scannen Sie den QR-Code oder geben Sie den Buch-Code unter www.altenpflege-online.net/bonus ein und erhalten Sie Zugang zu Ihren persönlichen kostenfreien Materialien!

Buch-Code: AH1191

Vorbemerkungen

Als ich vor über zehn Jahren eine Gruppe im „Café Zeit" übernehmen sollte – das ist ein niederschwelliges Betreuungsangebot für Menschen, die noch zu Hause leben und deren Angehörige für einige Stunden entlastet werden sollen –, schlug meine Kollegin vor, am ersten Nachmittag das Thema „Poesiealbum" aufzugreifen. Gesagt, getan. Ich bereitete mich sorgfältig vor, brachte viel Anschauungsmaterial mit, u. a. Sprüche, Glanzbilder, Poesiealben verschiedener Generationen ... Doch wer war an diesem Nachmittag da? Fünf Gäste waren anwesend – zwei Damen und drei Herren. Nach dem gemeinsamen Kaffeetrinken wollte ich es wissen und aktivierte trotz der überzähligen Herren mit dem guten alten Poesiealbum. Die Männer machten gute Miene und beteiligten sich so gut sie konnten an der biografischen Gesprächsrunde, auch wenn sie in ihrem Leben kaum mit einem Poesiealbum in Berührung gekommen waren. Noch heute schmunzeln wir über diese Situation. Danach habe ich mich stets für gemischte Gruppen vorbereitet, in der auch die männlichen Teilnehmer auf ihre Kosten kommen.

Inzwischen sind Männer auch im stationären und teilstationären Bereich immer häufiger anzutreffen. Herkömmliche Angebote, die jahrzehntelang den Heimalltag prägten, gehen oft an ihnen vorbei. Zudem wird die Altersspanne immer größer, immer jüngere Bewohner kommen auch in die Einrichtungen, so dass es dem Mitarbeitenden in der Sozialen Betreuung obliegt, Männern verschiedener Generationen mit völlig unterschiedlicher Sozialisierung Beschäftigung und Abwechslung in ihr Alltagsleben zu bringen.

Mit den Themen dieses Arbeitsbuches gelingt es schnell, den Männern Denkanregungen zu bieten und sie miteinander ins Gespräch zu bringen. Teilnehmende Frauen werden natürlich nicht weggeschickt, denn auch sie können bei vielen Themen mitreden.

Die Stundenkonzepte beinhalten sowohl leichte Übungen, bei denen Personen mit mittlerer Demenz mitmachen können, als auch Aufgaben mit gesteigertem Schwierigkeitsgrad, die ebenso geeignet sind für kognitiv fitte Personen und Menschen mit leichter bzw. beginnender Demenz. Die Zeitangaben dienen als ungefähre Hinweise, mit welchem Minimum an Zeit zu rechnen ist. Letztendlich kommt es auf die kommunikativen Fähigkeiten der Teilnehmer an und welches Zeitfenster der anleitenden Person zur Verfügung steht. Je nach zeitlicher Ressource kann ein Thema auch in zwei oder mehreren Einheiten behandelt werden.

Ich wünsche allen Gruppen viel Freude bei der Umsetzung!

Andrea Friese *Januar 2020*

Verwendete Abkürzungen und Symbole:

TN = Teilnehmer
KL = Kurs-/Gruppenleitung
KV = Kopiervorlage
CD = Compact Disc
LZG = Langzeitgedächtnis
KZG = Kurzzeitgedächtnis
■ = leichte Übung, geeignet für TN mit mittlerer/fortgeschrittener Demenz
■■ = Übung mit gesteigertem Schwierigkeitsgrad, auch geeignet für TN mit leichter/beginnender Demenz
■ / ■■ = Übung geeignet für TN beider Zielgruppen, evtl. methodisch zu variieren

Jede Themenstunde beginnt mit einer Übersicht, aus der der Ablauf der Stunde auf einen Blick erkennbar ist. Sie enthält:

- die ungefähre Übungszeit in Minuten,
- die Trainingsinhalte,
- die Trainingsziele der einzelnen Übungen sowie
- die benötigten Medien bzw. Materialien.

Nach der Übersicht werden alle Übungen beschrieben, die Lösungen angegeben und Anregungen zum Gespräch gemacht.

Zu jeder Themenstunde gibt es Liedtexte und Material als Kopiervorlagen, ggf. auch zusätzliche Informationen für die Kursleitung.

Die ausführlichen Kopiervorlagen stehen als Material hier zum Download bereit:

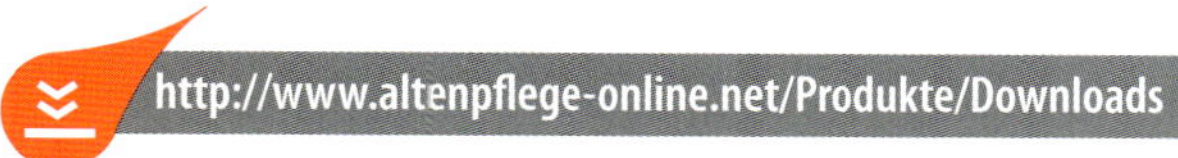

Die Seitenangaben und KV-Nummern beziehen sich jeweils auf dieses Zusatz-Material speziell für dieses Buch.

Die Übungen ohne Kopiervorlagen können mündlich oder manche auch an der Tafel durchgeführt werden.

Die Teilnehmer sollen so oft wie möglich miteinander kommunizieren. Ein Gespräch ist deshalb immer ein Grund, eine Übung zu verkürzen oder zu verschieben.

Kleine Gegenstände und Objekte, die thematisch passen, wecken Neugier und Interesse und regen die Sinne der Teilnehmer an. Diese Gegenstände können herumgereicht werden oder als Tischschmuck dienen. Bei allen Themenstunden finden Sie Vorschläge dazu.

Bei den Medien wird generell von „Tafel" gesprochen; ersatzweise können, je nach Ausstattung, Flipchart, Overheadprojektor oder andere kreative Möglichkeiten genutzt werden. Ebenso ist es möglich, statt einer CD andere Tonträger (z. B. MP3-Player) oder Instrumente einzusetzen.

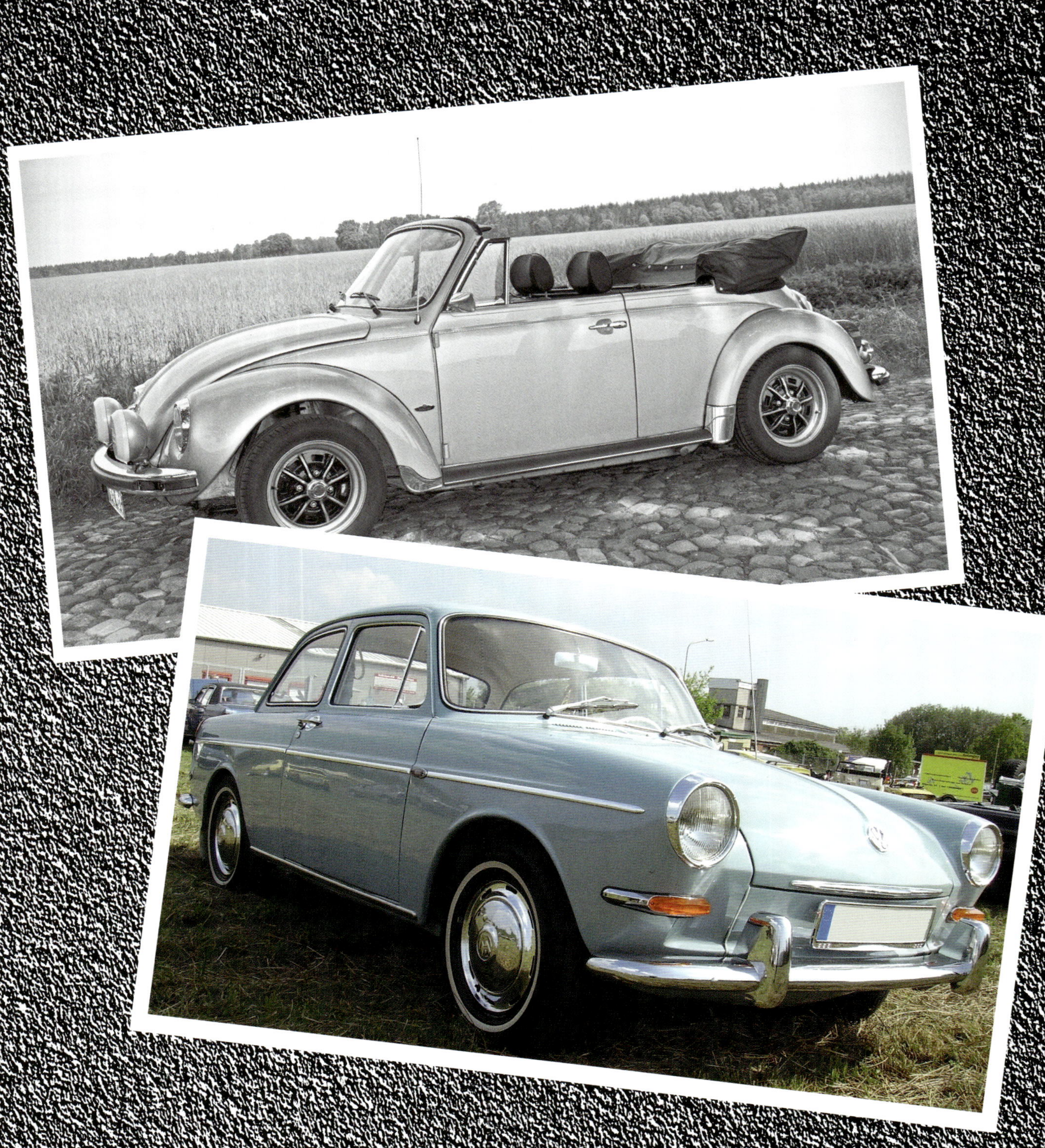

Fahrrad, Mercedes oder doch per Pedes?

Männer unterwegs

Mögliches Stundenraster

Zeit	Inhalte	Ziele	Medien
5	1. Hinführen zum Thema: Rätsel	Einstimmung	
10	2. ABC-Übung	Wortfindung, LZG	Tafel
3	3. Ergänzen Sie	Wortfindung, LZG	
8	4. Bewegungslied	Konzentration, Koordination	Text (KV)
5	5. Scherzfragen	Denkflexibilität	
5	6. AUTO gesucht	Wortfindung	
10	7. Pantomime	Bewegung, Assoziationen	Kärtchen (KV)
5	8. Lieder raten	Wortfindung, LZG	
10	9. Autos und ihre Jahrzehnte	Strukturieren, LZG	KV
5	10. Werbeslogans	LZG	
5	11. Wer steckt dahinter?	Wortfindung, LZG	
10	12. Auto würfeln	Feinmotorik	Papier, Stifte, Würfel
3	13. Lied	Ausklang	KV

Tischdekoration

Alles, was mit dem Thema „Verkehrsmittel" zu tun hat (bildlich oder gegenständlich), z. B. Matchboxautos, Parkscheibe, Warnweste, kleine Verkehrsschilder, Wackeldackel, umhäkelte Toilettenpapierrolle usw.

1 Hinführen zum Thema

■ / ■■

Einige Rätsel aus alter Zeit

Kein Auto kann das Wort entbehren,
doch zahlen musst du's auch dafür.
Zahlst du es nicht, so wird verwehren,
der Staat den Sonntagsausflug dir.

Lösung: Steuer

Viere rollen um die Wette,
wer wird wohl am schnellsten sein?
Doch so gern ich es auch hätte,
niemand kann der Sieger sein.

Lösung: Räder am Wagen

Mit Menschen voll geladen
fährt er stadtein, stadtaus.
Häng vorn 'ne halbe Glocke dran,
dann wird die ganze Erde draus.

Lösung: Bus, Globus

Wo findet man Straßen ohne Autos,
Wälder ohne Bäume,
Städte ohne Häuser?

Lösung: Auf der Landkarte

2 ABC-Übung: Was gehört alles zum Auto?

■ / ■■

Die KL zeigt den TN Karten mit großen Buchstaben und lässt die TN dazu Begriffe rund ums Auto nennen, z. B.:

Anhängerkupplung
Bremsen
Dachgepäckträger
Fußmatten
Gebläse
Heizung
Klimaanlage
Lichtmaschine
Motor
Nummernschild
Scheibenwischer
Transportbox
Verbandskasten
Warndreieck
Zündkerzen

Gesprächsanregungen: Wann haben Sie Ihr erstes Auto bekommen? Wie viel hat es gekostet? Haben Sie es in Raten bezahlt? War es neu oder gebraucht? Wie lange mussten Sie darauf warten? Um welches Fabrikat handelte es sich? Sind Sie dieser Marke immer treu geblieben?

Wenn Sie kein Auto zur Verfügung hatten, sind Sie dann mit dem Fahrrad gefahren oder waren Sie zu Fuß unterwegs?

Ergänzen Sie die Sprüche: 3

Alt, aber … bezahlt!
Bis dass der TÜV uns … scheidet.
Ich bremse auch für … Tiere.
Klein, aber … oho!
Nur fliegen ist … schöner!
Schneller als die Polizei … erlaubt.
Überholen Sie ruhig, wir treffen uns an der nächsten … Ampel!
Nicht schneller fahren als der Schutzengel … fliegen kann!

Bewegungslied im Sitzen 4

Die KL macht einfache Bewegungen zum Mitmachen vor,
hier einige Beispiele zur ersten Strophe:

Hoch auf dem gelben Wagen sitz ich beim Schwager vorn.	***Im Takt Gehbewegungen – die Beine abwechselnd heben und wieder absetzen.***
Vorwärts die Rosse traben, lustig schmettert das Horn.	***Die Hände lassen die Peitsche knallen, führen das Horn zum Mund.***
Felder und Wiesen und Auen, leuchtendes Ährengold. —	***Mit beiden Händen winken, nach rechts und links.***
Ich möcht ja so gerne noch schauen, aber der Wagen rollt.	***Armbewegung wie Wolle wickeln.***

Scherzfragen

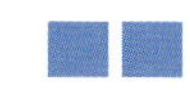

5

Scherzfragen sind Rätsel, bei denen „um die Ecke denken" gefragt ist. In früheren Zeiten waren sie in geselligen Unterhaltungsrunden nicht wegzudenken. Und wenn die Antwort nicht gleich parat ist – macht nichts: dann werden gemeinsam Vermutungen angestellt und anschließend wird die Auflösung vorgelesen.

1. Seit wann fährt eigentlich ein Bus?
   (Etwa seit 1500, da fuhr Kolumbus auf Entdeckungsreisen)
2. Wo kann einer rückwärtsfahren und trotzdem sein Ziel erreichen?
   (In der Eisenbahn)
3. Wer genießt die Sonn- und Feiertage in vollen Zügen? ***(Der Eisenbahnschaffner)***
4. Was braucht ein Auto unbedingt, was dem Pferd sehr lästig ist? ***(Bremsen)***
5. Welches Rad dreht sich am wenigsten, wenn ein Auto um eine Linkskurve fährt?
   (Das Reserverad)

AUTO gesucht

6

Welche Begriffe werden hier gesucht? Alle beinhalten das Wort „AUTO".

a. Spielgerät mit vier Rädern, das mit den Beinen angetrieben wird .... ***Tretauto***
b. Meist hupende Fahrzeugkolonne anlässlich einer Hochzeit .... ***Autokorso***
c. Person, die ein Auto aufbricht .... ***Autoknacker***
d. Spezielles Kraftfahrzeug für den Automobilsport .... ***Rennauto***
e. Verkleinerte Darstellung eines Autos .... ***Modellauto***
f. Sehr langsam fahrende oder stehende Reihe von Autos im Stau .... ***Autoschlange***

Pantomime (KV)

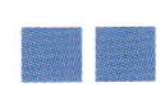

7

Die KL schreibt die Tätigkeiten auf Kärtchen oder lädt sich die Vorlage (KV S. 2) herunter und schneidet diese aus.

Jeder TN zieht ein Kärtchen mit einer Tätigkeit rund ums Auto und stellt diese pantomimisch dar. Die anderen erraten die Tätigkeit, die dann gemeinsam von allen noch einmal in Bewegung gebracht wird.

Rückspiegel einstellen	Scheiben reinigen	Schulterblick
Zündung starten	Autotür öffnen	Fenster aufkurbeln
steuern	sich anschnallen	Gas geben
kuppeln	Motorhaube öffnen	Warndreieck aufstellen
Auto putzen	tanken	bremsen

Kopiervorlage auf Seite 2

Tipp für schwächere TN: Die KL liest die Tätigkeit vor, alle überlegen sich, wie man sie in Bewegung bringen kann.

Lieder raten

8

> **Tipp:** Die KL summt die Melodien vor, wenn die Lieder nicht allen bekannt sind. Wenn genügend Zeit ist, kann auch gesungen werden.

Um welche Fahrzeuge handelt es sich in den folgenden Liedern?

a. Womit fährt meine Oma im Hühnerstall? .... Motorrad
b. Wo sitze ich beim Schwager vorn? .... Auf dem gelben Wagen
c. Womit san mer doa? .... Mit'm Radl
d. Wo gibt es viele Haltstatione? .... Auf der schwäbsche Eisebahne
e. Worin fährt Udo Lindenberg nach Pankow? .... Im Sonderzug
f. Womit fährt Wencke Myhre hinaus? .... Im knallroten Gummiboot
g. Womit fahrn wir übern See? .... Mit einer hölzernen Wurzel

Autos und ihre Jahrzehnte (KV)

9

Die TN ordnen die abgebildeten Autos auf der KV den richtigen Jahrzehnten zu. Lösungen zur Kopiervorlage auf S. 3:

1. 1978	VW-Bus T2	(Produktion 1967 – 1979)
2. 2014	VW Passat	(Produktion seit 1973)
3. 1985	VW Jetta	(Produktion seit 1979)
4. 1994	VW Golf III	(Produktion 1991 – 1997)
5. 1949	VW Käfer Typ 1	(Produktion 1949 – 1953)
6. 2004	VW New Beetle	(Produktion 1997 – 2010)
7. 1964	VW Typ 3 1500 Limousine	(Produktion 1962 – 1973)
8. 1955	VW Käfer 1200 Limousine	(Produktion 1954 – 1973)

Kopiervorlage auf Seite 3

> **Tipp:** Die Jahreszahlen können auch ausgeschnitten und von den TN unter die entsprechenden Modelle gelegt werden.

Werbeslogans – Von wem stammen sie?

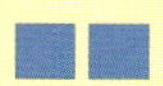

10

Nichts ist unmöglich … .... Toyota
Ihr guter Stern auf allen Straßen. .... Mercedes
Er läuft und läuft und läuft … .... VW-Käfer
Aus Liebe zum Fahren. .... BMW

Die tun was. .... Ford
Einfach riesig, der Kleine. .... Peugeot (106)
Wer die größte Klappe hat,
muss auch viel einstecken können. .... Fiat

11 Wer steckt dahinter?

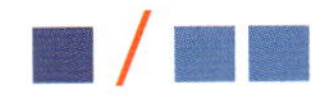

Welche Marke steckt hinter den Modellen? Einige Fahrzeuge sind schon Klassiker unter den Oldtimern! Die KL liest die Modelle vor, die TN ergänzen.

a. Käfer .... Volkswagen
b. Carrera .... Porsche
c. Kapitän .... Opel
d. Quattro .... Audi
e. Panda .... Fiat
f. Corsa .... Opel
g. 2 CV .... Citroën
h. Civic .... Honda
i. Fiesta .... Ford
j. Testarossa .... Ferrari
k. Twingo .... Renault
l. Alfetta .... Alfa Romeo
m. Isetta .... BMW
n. Camry .... Toyota
o. Ibiza .... Seat
p. Escort .... Ford

Tipp für schwächere TN: Die KL liest eine Automarke vor und fragt nach den bekannten Modellen. Beispiel: Welche Namen fallen Ihnen zu Opelmodellen ein? Opel Kapitän, Kadett, Corsa ...

12 Auto würfeln

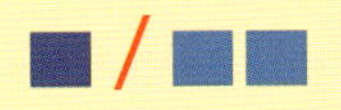

Die TN bekommen die Aufgabe, mit einfachen Strichen ein Auto zu malen. Reihum wird gewürfelt – der Würfel entscheidet, welche Teile gezeichnet werden dürfen.

Vorher werden die Werte für die einzelnen Teile festgelegt, z. B.:

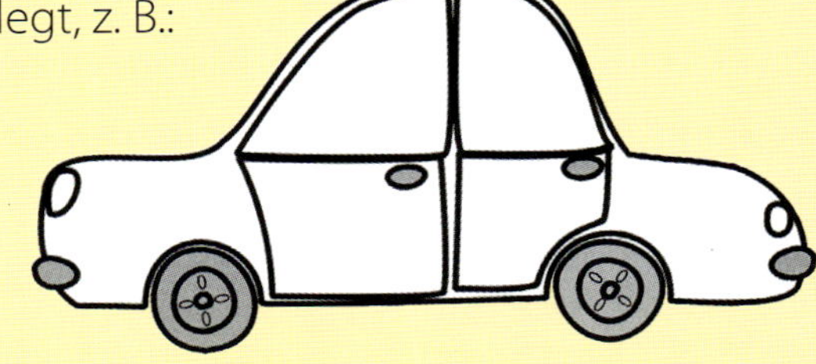

1 = Unterteil (1x)
2 = Oberteil (1x)
3 = Rad (2x)
4 = Tür (2x)
5 = Fenster (2x)
6 = Türknauf (2x)

Die Vorgaben können auch an der Tafel notiert werden. Reihum wird nun gewürfelt, wobei jeder Spieler einen Wurf hat. Wer zuerst ein komplettes Auto gezeichnet hat, gewinnt das Spiel.

Tipp: Manche TN möchten nicht gerne zeichnen. Die Übung kann dann auch in Partnerarbeit durchgeführt werden.

Lied zum Abschluss (KV)

Zum Abschluss kann noch einmal das Lied „Hoch auf dem gelben Wagen" (KV S. 4) gesungen werden.

Hoch auf dem gelben Wagen

Hoch auf dem gelben Wagen
sitz' ich bei'm Schwager vorn.
Vorwärts die Rosse traben,
lustig schmettert das Horn.
Felder und Wiesen und Auen,
leuchtendes Ährengold. —
|: Ich möcht ja so gerne noch schauen,
aber der Wagen rollt. :|

Postillon an der Schenke
füttert die Rosse im Flug;
schäumendes Gerstengetränke
reicht mir der Wirt im Krug.
Hinter den Fensterscheiben
lacht ein Gesichtchen hold. –
|: Möchte so gern noch bleiben,
aber der Wagen rollt. :|

Flöten hör' ich und Geigen,
kräftiges Baßgebrumm;
lustiges Volk im Reigen
tanzt um die Linde herum,
wirbelt wie Blätter im Winde,
jubelt und lacht und tollt. –
|: Ich blieb ja so gern bei der Linde,
aber der Wagen rollt. :|

Sitzt einmal ein Gerippe
hoch auf dem Wagen vorn,
trägt statt der Peitsche die Hippe,
Stundenglas statt des Horns –
ruf' ich: „Ade nun, ihr Lieben,
die ihr nicht mitfahren wollt!
|: Gern wär' ich selbst noch geblieben,
aber der Wagen rollt.":|

Weitere Übungen

Kleines Auto-Quiz

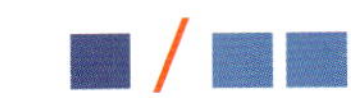

1. Welche deutsche Automarke baut auch Motorräder? .... BMW
2. Welche britische Automarke ist nach einer Raubkatze benannt? .... Jaguar
3. In welchem Land wurden der „Trabant" und der „Wartburg" gebaut? .... In der DDR
4. Welche französische Automarke stellt auch Fahrräder her? .... Peugeot
5. Welches Auto wurde auch „Schneewittchensarg" genannt? .... Messerschmitt Kabinenroller[1]
6. In welchem Auto war das Lenkrad an der Vordertür angebracht? .... BMW Isetta (1955 - 1962)
7. Welches Getriebe wechselt von selbst die Gänge? .... Automatik
8. Wie nennt man ein Auto, dessen Verdeck abnehmbar ist? .... Cabrio
9. Wie lautet der Spitzname für den Citroën 2 CV? .... Ente
10. Aus welchem Land stammen Renault, Peugeot und Citroën .... Frankreich

Doppeldeutiges rund ums Auto

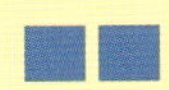

Gesucht werden Begriffe mit doppelter Bedeutung – eine davon stammt jeweils aus der Welt der Autos.

1. Ein hängendes Gefäß für eine Blume heißt genauso wie ein Verkehrslicht. Lösung: Ampel
2. Eine Stechfliege nennt man wie die technische Vorrichtung im Fahrzeug zur Verringerung der Geschwindigkeit. Lösung: Bremse
3. Eine Schaltstufe im Getriebe ist auch ein langer schmaler Weg in einem Gebäude. Lösung: Gang
4. Mit einem königlichen Wohngebäude kann man ein Auto verriegeln. Lösung: Schloss

1 Anmerkung: Der Volvo P1800 (Baujahre 1971 – 1973) wurde ebenfalls so genannt, und zwar aufgrund seiner Form und seiner rahmenlosen Glasheckklappe.

Weitere Informationen zu den KV auf S. 3 – Autos und ihre Jahrzehnte

1. 1978	VW-Bus T2 (Herstellung 1967 – 1979)	VW-Bus oder VW Transporter ist der Name des von Volkswagen werksintern VW Typ 2 genannten Kleintransporters, des zweiten zivilen Volkswagens nach dem als VW Typ 1 bezeichneten VW Käfer. Der VW-Bus ist auch als Bulli bekannt. Der Campingbus hatte ein Aufstelldach und zwei zusätzliche Schlafplätze in der Dachebene.
2. 2014	VW Passat (Herstellung seit 1973)	Der Passat ist auf Platz neun der am häufigsten gebauten Autos der Welt. Der Name der Modellreihe in der EU ist den östlichen Passat-Winden entlehnt, die am Äquator wegen ihrer Beständigkeit von Bedeutung für Seefahrt und Flugverkehr sind.
3. 1985	VW Jetta (Herstellung seit 1979)	1985 wurde der Jetta GT mit 1,8 Liter und 112 PS parallel zum Golf GTI eingeführt. Vor allem der große Kofferraum mit seinem Fassungsvermögen von 660 Liter war ein Kaufargument, zumal es den Golf damals noch nicht als Variant gab.
4. 1994	VW Golf III (Herstellung 1991 – 1997)	Der VW Golf III ist der erste Golf, der länger als vier Meter ist. Anstatt der runden Scheinwerfer wie beim Golf I und II schmücken ihn nun ovale Frontlichter.
5. 1949	VW Käfer Typ 1 (Herstellung 1949 – 1953)	Ab 1946 gab es die Standardlimousine, heute wegen der ovalen, senkrecht geteilten Heckscheibe unter dem Namen „Brezelkäfer" bekannt. Ab 1950 war ein Faltdach (Sonnendach) mit Textilbezug gegen Aufpreis lieferbar. 1952 wurde die Ausstattung um Ausstellfenster in den Türen ergänzt.
6. 2004	VW New Beetle (Herstellung 1997 – 2010)	Beim VW New Beetle handelt es sich um ein Fahrzeug im sogenannten Retro-Design. Am Design und auch an der Gestaltung des Innenraumes erinnert vieles, wie der Griff über dem Handschuhfach, die Halteschlaufen an der B-Säule, das runde Kombiinstrument, die Gepäcknetze an den Türen und auch die berühmte Blumenvase am Armaturenbrett, an den VW Käfer.
7. 1964	VW Typ 3 1500 Limousine (Herstellung 1962 - 1973)	Der Typ 3 kostete als Limousine bei seinem Erscheinen 6400 DM und damit knapp 1100 DM mehr als der Käfer. Es gab erstmals zwei richtige Kofferräume (vorne 180, hinten 200 Liter).
8. 1955	VW Käfer 1200 Limousine (Herstellung 1954 – 1973)	Neu im Innenraum: Statt des Anlassknopfes bekam der Käfer ein kombiniertes Zünd-Anlassschloss. Außerdem wurde es jetzt hell, wenn man die Tür öffnete – dank der nun serienmäßigen Innenraumbeleuchtung.

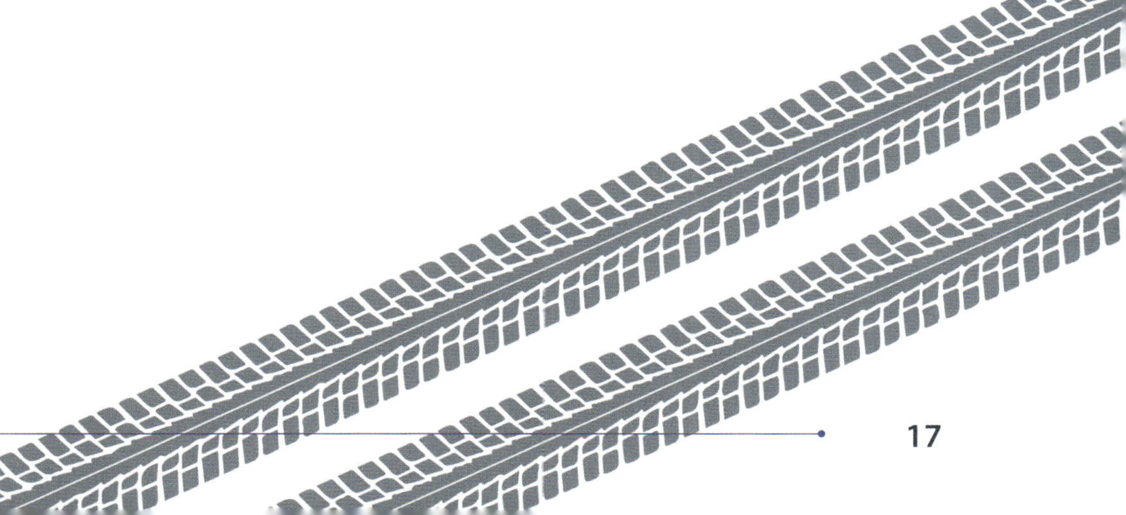

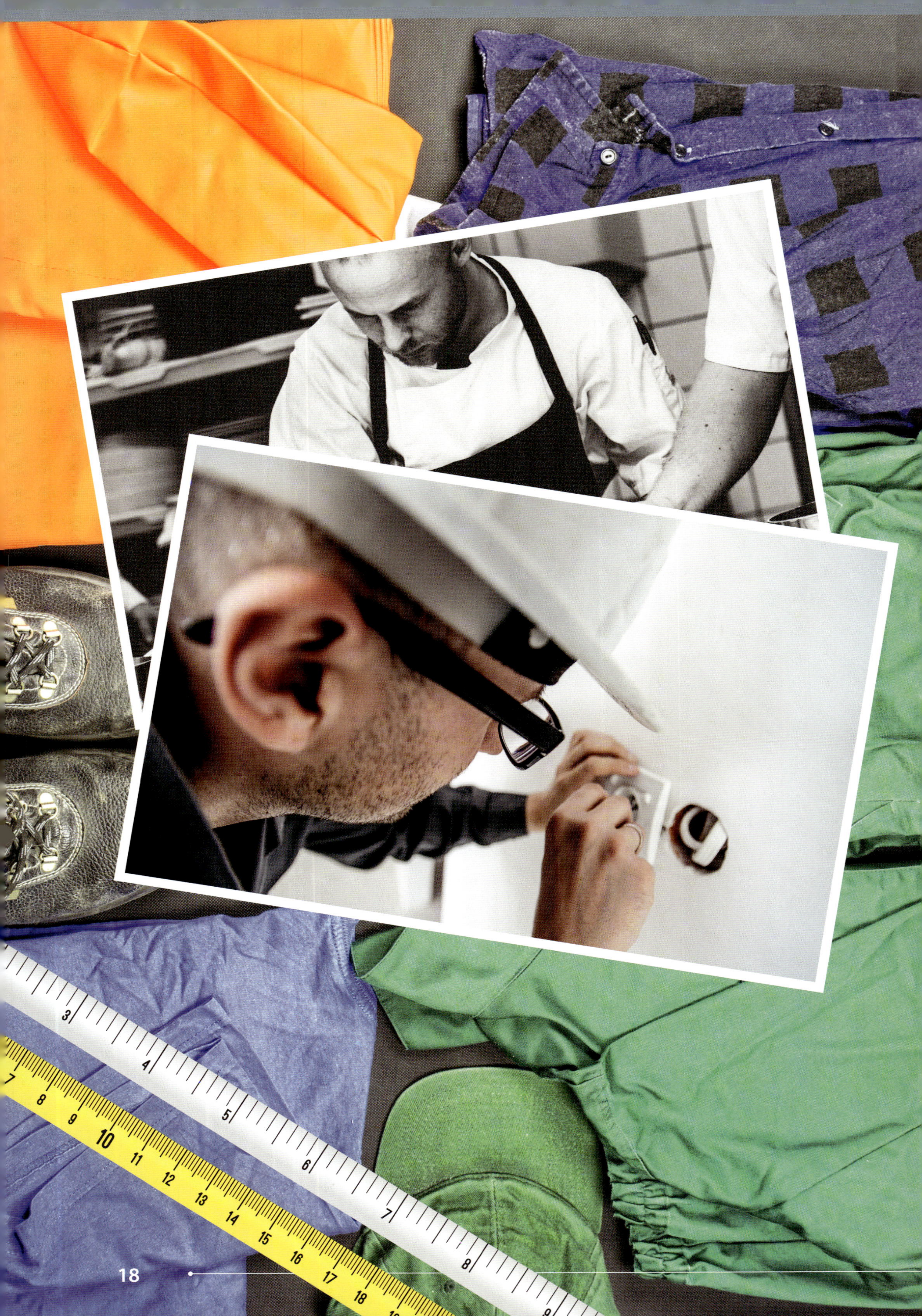

Erst die Arbeit, dann das Vergnügen

Männer und ihr Beruf

Mögliches Stundenraster

Zeit	Inhalte	Ziele	Medien
5	1. Hinführen zum Thema: Rätsel	Einstimmung	
10	2. Vorstellungsrunde mit Berufen	Wortfindung, LZG	
10	3. Erzählrunde	Formulieren, LZG	
5	4. Lieder-Quiz rund um Berufe	Assoziatives Denken, LZG	
5	5. Wie lautet die Redensart richtig?	Formulieren, LZG	mündlich oder KV
5	6. Foto-Quiz	Assoziatives Denken, LZG	KV
10	7. Pantomime	Bewegung, Assoziationen	Kärtchen (KV)
10	8. Geschichte mit Druckfehlern	Wahrnehmung, Wortfindung	
10	9. Gleicher Anfang	Wortfindung	
10	10. Quiz – nicht nur für Handwerker	Denkflexibilität, LZG	
8	11. Bewegungsübungen Zollstock	Koordination, Bewegung	Zollstöcke
10	12. Wer arbeitet wo?	Wortfindung, LZG	
2	13. Lied	Ausklang	KV

Tischdekoration

Alles, was mit dem Thema „Berufe“ zu tun hat (bildlich oder gegenständlich), z. B.: Taschenrechner, Schraubenzieher, Zollstock, Stethoskop usw., möglichst aus der Arbeitswelt der TN.

Hinführen zum Thema

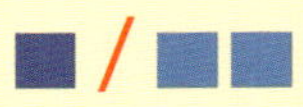

1

Einige Rätsel aus alter Zeit

Wer mag das wohl sein,
der da lebt von Schmerz und Pein?
Lösung: Der Arzt/Zahnarzt

Treppauf, treppab – jahrein, jahraus,
wer bringt dir Freud und Leid ins Haus?
Lösung: Der Briefträger/Paketbote

Wer knetet, rühret, formt und schiebt,
was dein Gaumen mit Wurst so liebt?
Lösung: Der Bäcker

Wer trägt eine hohe weiße Mütze
und arbeitet bei großer Hitze?
Lösung: Der Koch

Mit Leiter und Besen ganz hoch hinaus,
an Neujahr bringt er Glück ins Haus.
Lösung: Der Schornsteinfeger

Sag, wessen liebster Aufenthalt
ist ein schöner grüner Wald?
Lösung: Der Förster

ABC-Übung: Vorstellungsrunde mit Berufen

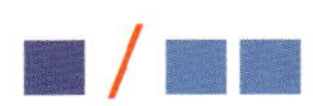

2

Die TN stellen sich mit Vor- und Nachnamen vor. Zu den beiden Anfangsbuchstaben suchen sie Berufe: Einer davon soll eine Tätigkeit im Innendienst sein, der andere soll im Freien ausgeübt werden.

Beispiel:
Gustav Täubner nennt den **Goldschmied** *(Innendienst)* und den **Tierpfleger** *(Außendienst)*.

Erzählrunde

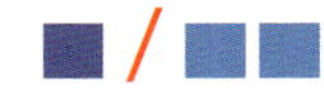

3

Die TN haben hier Gelegenheit, eigene Erlebnisse zum Thema auszuformulieren. Kleine Geschichten können hier erzählt werden.

Gesprächsanregungen: Welchen Beruf haben Sie gelernt? Haben Sie Ihren Beruf wechseln müssen?
Welche Tätigkeiten mussten Sie verrichten? Welche Arbeitsabläufe gab es?
Wie sind Sie an den Beruf gekommen, durch Beziehungen oder durch Glück?
Sind Sie Mitglied einer Gewerkschaft geworden? Welche Arbeiten haben Ihnen Freude gemacht, welche weniger? Hatten Sie einen Wunschberuf, den Sie lieber ausgeübt hätten? Wie sah Ihr Dienstplan aus? Hatten Sie genügend Freizeit für sich selbst und die Familie?

Lieder-Quiz rund um Berufe ■ / ■■

4

Welche Berufe spielen in den folgenden Liedern eine Rolle?

1. Auf einem Baum ein Kuckuck saß .... Jäger
2. Ein Mann, der sich Kolumbus nannt' .... Kapitän, Seemann
3. Glück auf, Glück auf! .... Steiger, Bergmann
4. Es tönen die Lieder .... Hirte
5. Im Krug zum grünen Kranze .... Wirt
6. Hejo, spann den Wagen an .... Bauer

Hinweis: Die Lieder dürfen auch gesungen werden!

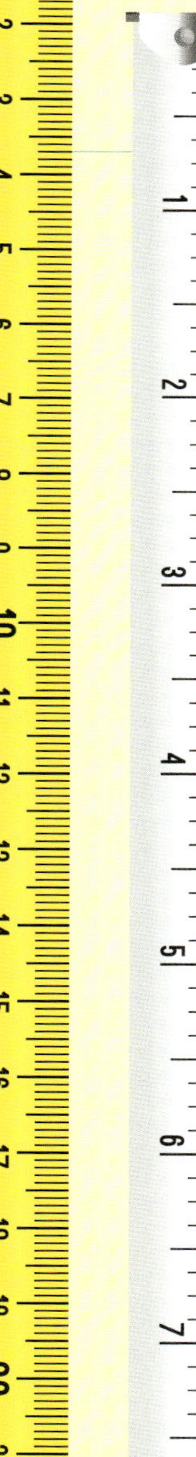

Zuordnungsübungen: Wie lauten die Redensarten richtig? (KV) ■ / ■■

5

Jeweils vier Redensarten sind durcheinandergeraten. Wie lauten sie richtig? Lösungen zur Kopiervorlage auf S. 5:

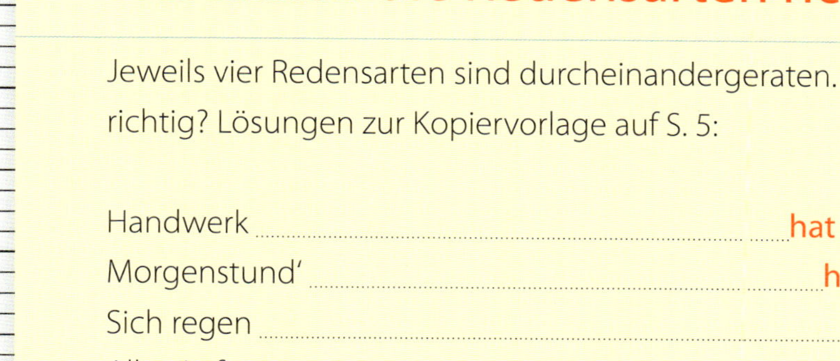

Handwerk .... hat goldenen Boden.
Morgenstund' .... hat Gold im Mund.
Sich regen .... bringt Segen.
Aller Anfang .... ist schwer.

Müßiggang .... ist aller Laster Anfang.
Arbeit .... schändet nicht.
Pünktlichkeit .... ist die Höflichkeit der Könige.
Ordnung .... ist das halbe Leben.

Ohne Fleiß .... kein Preis.
Wer nichts tut, ... der bekommt auch nichts.
Wer keine Arbeit hat, ... der macht sich welche.
Übung macht .... den Meister.

Erst die Arbeit, ... dann das Vergnügen.
Klappern .... gehört zum Handwerk.
Morgen, morgen, nur nicht heute, ... sagen alle faulen Leute.
Lehrjahre .... sind keine Herrenjahre.

Foto-Quiz (KV)

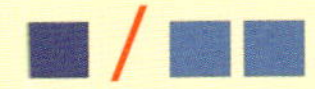

6

Welche Berufe üben die Herren wohl aus?

Lösungen zur Kopiervorlage auf S. 6:

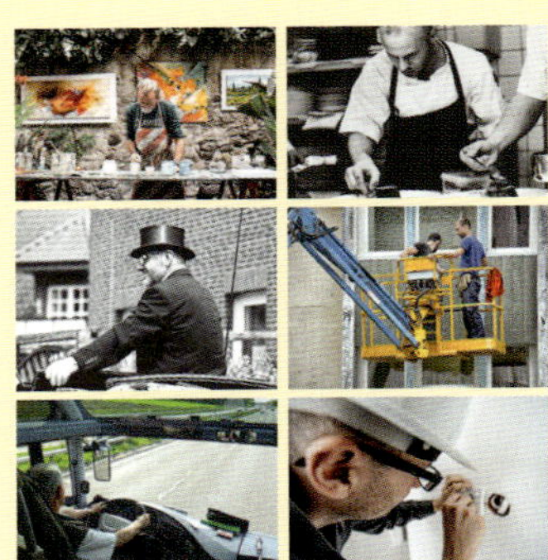

1. Maler/Künstler
2. Koch
3. Kutscher
4. Fassadenarbeiter oder Fensterputzer
5. Busfahrer
6. Elektriker

Pantomime: Wer bin ich? (KV)

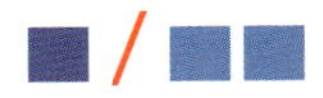

7

Viele der TN kennen sicher noch die Sendung „Was bin ich?". Das heitere Beruferaten war eine Quizsendung, die von 1955 bis 1958 und von 1961 bis 1989 vom Ersten Deutschen Fernsehen bzw. Bayerischen Fernsehen ausgestrahlt wurde. Moderator der 337 Folgen war Robert Lembke. Zu Beginn jeder Runde stellte Robert Lembke seinem Gast die Standardfrage: „Welches Schweinderl hätten S' denn gern?", danach durfte das Rateteam seine Fragen stellen.

Jeder TN zieht ein Kärtchen (s. Kopiervorlage auf S. 7) mit einer beruflichen Tätigkeit und stellt diese pantomimisch dar. Die anderen erraten den Beruf, der dann gemeinsam von allen noch einmal „in Bewegung gebracht" wird.

Clown	Eisverkäufer	Tennisspieler
Postbote	Bäcker	Maurer
Zahnarzt	Lehrer	Sänger
Fensterputzer	Kellner	Boxer
Fotograf	Friseur	Holzfäller

Kopiervorlage Seite 7

Tipp für schwächere TN: Die KL liest den Beruf vor, alle überlegen sich, wie man ihn in Bewegung bringen kann.

Geschichte mit Druckfehlern

8

Die KL liest die folgende Geschichte vor, die TN korrigieren die Fehler. Die richtigen Lösungen stehen unter dem Aufsatz in Klammern.

Max soll Zuhause einen Aufsatz über den Beruf seines Vaters schreiben. Ganz stolz liest er am nächsten Tag im Unterricht die folgende Geschichte vor.

Mein Vater ist Architekt und baut tolle Häuser. Im Moment ist er jeden Tag auf einer Baustelle, um ein Haus zu **klauen** (1). Außer meinem Vater gibt es noch den Bauleiter, der auf alle Bauvorgänge **hauen** (2) muss. Die Arbeiter schachten zuerst den **Teller** (3) aus, danach werden die **Zeitungen** (4) gelegt. Das Fundament besteht aus einer **Watte** (5) aus Beton. Die einzelnen Wandelemente werden im Betonwerk vorgefertigt und später auf der Baustelle **versaut** (6).

Manchmal gibt es auch Zwischenfälle. Mein Vater hat erzählt, dass neulich einem Elektriker die **Zunge** (7) heruntergefallen ist. Und ein Arbeiter ist vom Gerüst ausgerutscht, zum Glück hat er nur ein Bein **gerochen** (8).

Auch andere Firmen sind auf der Baustelle tätig. So sorgt zum Beispiel der Glaser dafür, dass die **Glasscherben** (9) eingezogen werden. Die Terrasse soll noch mit Natursteinen gepflastert werden, die Gartenmöbel aus **Ratten** (10) werden sicherlich sehr gut darauf aussehen.

Wenn alles fertig ist, dann **blökt** (11) mein Vater die Arbeiter freundlich an und spendiert allen ein kühles **Tier** (12).

Ganz zum Schluss will die Baufirma das Haus über einen Makler **versaufen** (13). Diesem Bericht ist nun nichts mehr **hinzuzulügen** (14).

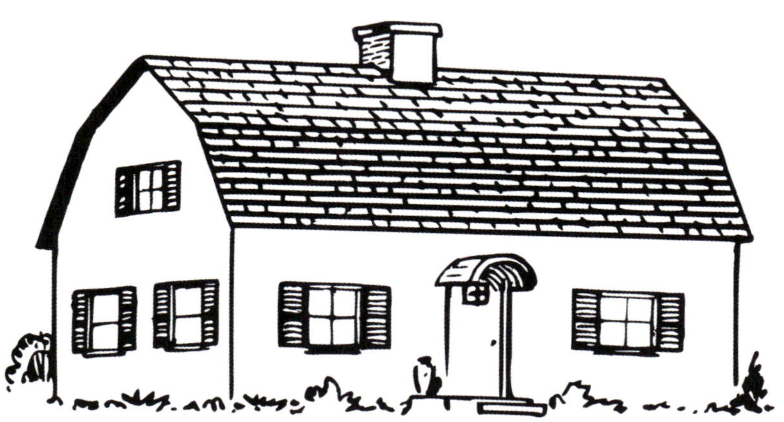

Lösungen:

(1) bauen
(2) schauen
(3) Keller
(4) Leitungen
(5) Platte
(6) verbaut
(7) Zange
(8) gebrochen
(9) Glasscheiben
(10) Rattan
(11) blickt
(12) Bier
(13) verkaufen
(14) hinzuzufügen

9 Gleicher Anfang

Die gesuchten Begriffe rund um Berufe beginnen alle mit dem gleichen Anfangsbuchstaben.

Übung 1:

a) Er wird von Leuten gerufen, die vor ihrer eigenen Tür stehen. .... Schlüsseldienst

b) Er kümmert sich um alles, was zum alten Eisen gehört. .... Schrotthändler

c) Er weiß genau, wo den Kunden der Schuh drückt. .... Schuhmacher

d) Er betreibt sein Fahrgeschäft auf dem Jahrmarkt. .... Schausteller

e) Er möbelt auch alte Schränke wieder auf. .... Schreiner

f) Er lässt die Stöcke tanzen, dass es nur so kracht, aber immer im Takt. .... Schlagzeuger

Übung 2:

a) Er preist den Kunden Dinge an, für die sie viel bieten müssen. .... Auktionator

b) Er unterhält das Publikum bei Festen und Feiern. .... Alleinunterhalter

c) Er zeichnet Pläne, nach denen andere bauen können. .... Architekt

d) Er kennt alle Rezepte ganz genau, ob Pillen oder Tropfen. .... Apotheker

e) Er bietet seinen Kunden immer die schnittigsten Modelle an. .... Autohändler

f) Er hält seine Gäste den ganzen Urlaub über mit vielen Angeboten in Schwung. .... Animateur

Übung 3:

a) Er hat viel Wasser unterm Kiel, wenn ihm etwas ins Netz geht. .... Hochseefischer

b) Er blickt den Menschen tief in die Augen, damit sie in Trance fallen. .... Hypnotiseur

c) Er erzieht unsere vierbeinigen Lieblinge zum Gehorsam. .... Hundetrainer

d) Er muss sehr beschlagen sein, und jeder Nagel muss richtig sitzen, wenn das Eisen sicher halten soll. .... Hufschmied

e) Er beschäftigt sich mit den Ohren anderer Leute. .... Hörakustiker

f) Er sorgt für die Sicherheit der Gäste, damit am Tag der Abreise niemand etwas vermisst. .... Hoteldetektiv

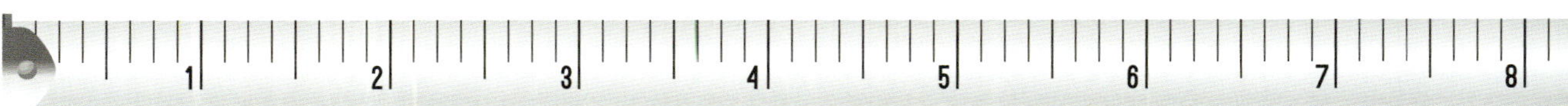

Quiz – nicht nur für Handwerker

■ / ■■

10

Wie gut kennen sich die Teilnehmer mit Dingen rund um die Handwerke aus?

Lösungen:

1. Wird beim Hobeln ein Werkstück gekürzt oder geglättet? .... Es wird geglättet.
2. Wie viele Zentimeter sind ein Meter? 100
3. Aus wie vielen Holzlagen muss Sperrholz mindestens bestehen, aus drei oder aus fünf? .... Es sind drei Holzlagen.
4. Sägt eine Kreissäge im Kreis? .... Nein, das Sägeblatt ist rund.
5. Wie lang ist ein Zollstock im Normalfall? .... 2 Meter
6. Welches Werkzeug hat den längeren Stiel, das Beil oder die Axt? .... Die Axt ist länger.
7. Welcher Handwerker verwendet eine Ahle? .... Der Schuhmacher
8. Was wird gedrechselt, Holz oder Stroh? .... Holz
9. Für welchen Bau ist der Hering unerlässlich? .... Für den Zeltbau
10. Welchem Handwerk widmete sich der Wagner? .... Er baute Wagen.
11. Benötigt der Klempner für seinen Beruf eine Dichtung oder eine Oper? .... Er braucht eine Dichtung.
12. Welches Handwerkszeug eines Tischlers erinnert an den Teil eines Tieres, der Hobel oder der Fuchsschwanz? .... Es ist der Fuchsschwanz, dabei handelt es sich um eine Säge.
13. Was macht der Handwerker mit einem Beitel? .... Stechen und Stemmen
14. Wo kommt das Schwammbrett regelmäßig zum Einsatz? .... Auf der Baustelle, bei Malern und Fliesenlegern
15. Heizkörper sollte man regelmäßig entkalken oder entlüften? .... Entlüften der Heizkörper spart Heizkosten.
16. Wer hält bei einem Richtfest traditionell die Rede und verliest den Richtspruch? .... Der Zimmermann, meist der Zimmermeister
17. Nennt man das Verkleiden einer Wand mit Holzplatten schwämmen oder täfeln? .... Eine Täfelung ist eine Wandverkleidung aus Holz.
18. Nach Abschluss der Ausbildung werden die neuen Handwerksgesellen feierlich losgelassen oder losgesprochen? .... Sie werden losgesprochen, und zwar vom Meister.

Tipp: Die TN überlegen, welche gängigen Nachnamen mit Berufen zu tun haben.

Bewegungsübung mit dem Zollstock

■ / ■■

11

Die TN bekommen jeweils einen Zollstock. Nach Vorgabe werden Muster gelegt oder auch Buchstaben geformt, z. B. ein Haus, Rechteck, Dreieck …

Arbeitsplätze – Wer arbeitet wo?

■ / ■■

12

Die Arbeitsplätze bestimmter Berufsgruppen haben spezielle Namen.

Wer arbeitet ...

… in einer Kanzlei? .... Notare, Steuerberater, Rechtsanwälte und deren Angestellte
… auf der Kanzel? .... Pfarrer, Prediger
… im Cockpit? .... Piloten, Busfahrer
… auf dem Hochsitz? .... Jäger
… in einem Salon? .... Friseure, Kosmetiker, Nagelmodisten …
… auf dem Podium? .... Redner
… am Schalter? .... Bankkaufleute, Mitarbeiter im Bahnhof oder Flughafen, Servicekräfte im Theater …
… im Labor? .... Chemielaboranten, Fotolaboranten, Werkstoffprüfer …
… im Tower? .... Fluglotsen
… am Tresen? .... Wirte, Verkäufer, Empfangspersonal …
… auf der Brücke? .... Kapitäne
… auf der Wache? .... Polizisten
… in der Praxis? .... Ärzte, Fußpfleger …
… an der Rezeption? .... Hotelangestellte, Bankangestellte …
… im Atelier? .... Maler, Fotograf …
… im Ring? .... Boxer, Motorsportler …

Lied zum Abschluss (KV)

13

Zum Abschluss kann das Lied „Es, es, es und es" (KV S. 8) gesungen werden.

Es, es, es und es

Text und Melodie erstmals 1826 schriftlich festgehalten

1. Es, es, es und es,
es ist ein harter Schluss,
weil, weil, weil und weil,
weil ich aus Frankfurt muss.
Drum schlag ich Frankfurt
aus dem Sinn und wende mich
Gott weiß wohin.
Ich will mein Glück probieren,
marschieren.

2. |: Er, er, er und er,
Herr Meister, leb er wohl! :|
Ich sag's ihm grad frei ins Gesicht,
seine Arbeit, die
gefällt mir nicht.
Ich will mein Glück probieren,
marschieren.

3. |: Sie, sie, sie und sie,
Frau Meisterin, leb sie wohl! :|
Ich sag's ihr grad frei ins Gesicht,
ihr Speck und Kraut,
das schmeckt mir nicht.
Ich will mein Glück probieren,
marschieren.

4. |: Er, er, er und er,
Herr Wirt, nun leb er wohl! :|
Hätt' er die Kreide nicht
doppelt g'schrieb'n,
so wär ich länger dageblieben.
Ich will mein Glück probieren,
marschieren.

5. |: Ihr, ihr, ihr und ihr,
Ihr Jungfern lebet wohl! :|
Ich wünsche euch zu guter Letzt
ein Andern, der
mein Stell ersetzt.
Ich will mein Glück probieren,
marschieren.

6. |: Ihr, ihr, ihr und ihr,
Ihr Brüder, lebet wohl! :|
Hab ich Euch was zu Leid getan,
so bitt ich um Verzeihung an.
Ich will mein Glück probieren,
marschieren.

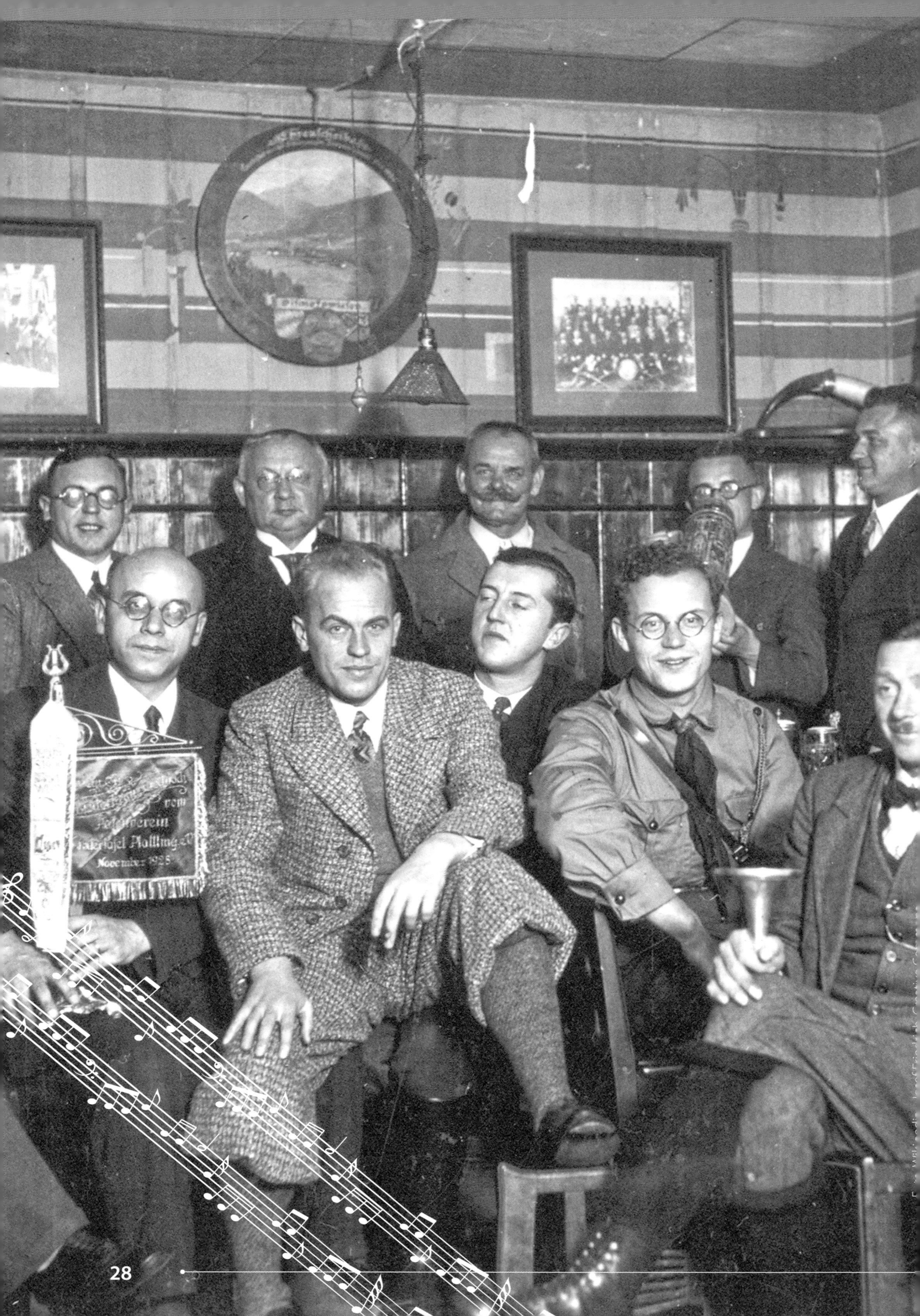

Mein lieber Herr Gesangverein!

Männer und Musik

Mögliches Stundenraster

Zeit	Inhalte	Ziele	Medien
5	1. Hinführen zum Thema: Rätsel	Einstimmung	
10	2. Wortsammlung	Wortfindung, LZG	Tafel
8	3. Redensarten ergänzen	Wortfindung, LZG	
5	4. Bewegungslied im Sitzen	Bewegung, Koordination	
10	5. Liedanfang gesucht	Assoziatives Denken, LZG	mündlich oder KV
5	6. Offenes Anagramm	Wortfindung	Tafel
10	7. Buntes Lieder-Programm	Strukturieren, LZG	Tafel
8	8. Wer verbirgt sich denn dahinter?	Wortfindung, LZG	Tafel oder KV
8	9. Entscheiden	Denkflexibilität	Tafel oder KV
10	10. Teekessel aus der Welt der Musik	Denkflexibilität, Wortfindung	
5	11. Kontraste	Wortfindung	
10	12. Konzert-Programm mit Fehlern	Wortfindung, LZG	KV
2	13. Lied	Ausklang	KV

Tischdekoration

Alles, was mit dem Thema „Musik" zu tun hat (bildlich oder gegenständlich), z. B. Noten aller Art, Liederbücher, CD mit Chormusik, Flöte usw.

Hinführen zum Thema

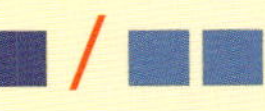

1

Einige Rätsel aus alter Zeit

Was schlägt in die Luft
verschiedene Figuren?
Was zeigt auch die Zeit,
doch nicht wie die Uhren?
Lösung: Der Taktstock

Es hat Pedale und ist kein Rad,
hat Wirbel und keinen Wind,
es hat viele Saiten;
errat es geschwind!
Lösung: Das Klavier

Kennt ihr die Schar der kleinen Gesellen?
Schlank, kerzengerade, Reih' um Reih',
So pflegen sie sich euch vorzustellen;
Trägt mancher ein Fähnlein, zwei oder drei,
Hebt mancher das Köpfchen, hält's mancher gesenkt,
Doch gleicher Geist ist's, der jeweils sie lenkt.
Still sehn sie euch an, mit bedeutsamen Zeichen,
Und wer sie versteht und Gehör ihnen leiht,
Dem werden sie einen Schlüssel reichen
Und geben in liebliches Reich ihm Geleit,
Darin, umklungen von Melodien,
Des Tages Unrast und Sorgen fliehn.
Lösung: Musiknoten

Wortsammlung:

Zusammengesetzte Hauptwörter mit „CHOR"

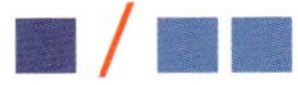

2

An der Tafel werden zusammengesetzte Begriffe gesammelt, die jeweils mit dem Wort „Chor" a) beginnen oder b) enden.

Lösungsmöglichkeiten:

a) Choral, Chorraum, Chorherr, Chorwerk, Chorprobe, Chorknabe, Chormusik, Choreograf, Chorleiter, Chorsänger, Chordirigent, Chorreise …

b) Männerchor, Frauenchor, Jugendchor, Knabenchor, Kinderchor, Schulchor, Kirchenchor, Domchor, Thomanerchor, A-Capella-Chor …

Gesprächsanregungen: Waren Sie schon einmal Mitglied in einem Chor? Um welchen Chor handelte es sich? Welche Stimmlage haben Sie gesungen? Von welchen Instrumenten wurde der Chor begleitet? Wo sind Sie aufgetreten? Wo fanden die Chorproben statt? Haben Sie Konzertreisen unternommen, vielleicht auch ins Ausland?
Singen Sie grundsätzlich gerne? Welche Lieder sind es? Haben Sie ein spezielles Lieblingslied?

Ergänzen Sie die Redensarten ■ / ■■

3

Singe, wem Gesang ... gegeben!
Das klingt wie Musik in meinen ... Ohren!
Mein lieber Herr Gesang-... verein!
Er hat eine Stimme wie ein Reib-... eisen.
Davon kann ich ein Lied ... singen.
Den Vogel, der morgens singt, holt abends die ... Katze.
Sie hat eine musikalische ... Ader.
Er hat Rhythmus im ... Blut.
Der Ton macht die ... Musik!
Das ist das Ende vom ... Lied.

> Tipp: Es bietet sich an, über die Bedeutung der Redensarten zu sprechen.

Bewegungslied im Sitzen ■ / ■■

4

Die KL macht einfache Bewegungen zum Mitmachen vor, die TN singen und machen mit:

Jetzt kommen die lustigen Tage, Schätzel ade!	Im Takt mit den Armen winken.
Und dass ich es Dir nur sage, es tut mir gar nicht weh.	Nach oben ausgestreckter Zeigefinger pendelt nach links und rechts.
Und im Sommer da blüht der rote, rote Mohn,	Nach vorne zeigen.
und ein lustiges Blut kommt überall davon. Schätzel ade, ade, Schätzel ade!	Mit den Armen zum Abschied winken.
Und morgen da müssen wir wandern, Schätzel ade.	Mit den Füßen rhythmisch Wanderbewegungen ausführen, dann dabei winken.
Und küsst du gleich einen Andern, wenn ich es nur nicht seh'.	Lippen zum Küssen formen, der nach oben ausgestreckte Zeigefinger pendelt nach links u. rechts.
Und seh ich's im Traum, so bild ich mir denn ein, das ist gar nicht so, so kanns ja gar nicht sein.	Beide Hände mit ausgestreckten Fingern aneinanderlegen und rechts oder links an den Kopf legen und den Kopf leicht zur Seite neigen.
Schätzel ade, ade, Schätzel ade.	Mit den Armen zum Abschied winken.

Liedanfang gesucht (KV)

5

Der Männerchor „Gute Laune e.V." hat die folgenden Lieder im Programm.
Wie lautet jeweils die erste Zeile?
Lösungen zur Kopiervorlage auf S. 9:

Titel	***Lösung***
99 Luftballons	Hast Du etwas Zeit für mich …
Aber bitte mit Sahne	Sie treffen sich täglich um viertel nach drei …
An der Nordseeküste	Damals vor unendlich langer Zeit …
Ausgerechnet Bananen	Meier ist ein Don Juan und er weiß Bescheid …
Babysitter Boogie	Ich bin der Babysitter von der ganzen Stadt …
Bel Ami	Ein kleines Liedchen geht von Mund zu Mund …
Capri-Fischer	Wenn bei Capri die rote Sonne im Meer versinkt …
Der Ententanz	Gestern Abend im Verein trank ich zu viel roten Wein …
Der treue Husar	Es war einmal ein treuer Husar …
Die Biene Maja	In einem unbekannten Land vor gar nicht allzu langer Zeit …
Die Lorelei	Ich weiß nicht, was soll es bedeuten …
Die Vogelhochzeit	Es wollt ein Vogel Hochzeit machen …
Dschinghis Khan	Sie ritten um die Wette mit dem Steppenwind …
Ein Schiff wird kommen	Ich bin ein Mädchen aus Piräus …
Heideröslein	Sah ein Knab ein Röslein stehn …
Ich will keine Schokolade	Ich lebe unerhört solide …
Kufsteinlied	Kennst du die Perle, die Perle Tirols …
La Paloma	Ein Wind weht von Süd und zieht mich hinaus …
Liebe kleine Schaffnerin	Einsteigen bitte, einsteigen bitte …
Lili Marleen	Vor der Kaserne, vor dem großen Tor …
Marmor, Stein und Eisen bricht	Weine nicht, wenn der Regen fällt …
Pack die Badehose ein	Wenn man in der Schule sitzt …
Rosamunde	Ich bin schon seit Tagen verliebt in Rosamunde …
Schneewalzer	Wenn der Walzer leis erklingt …
Steigerlied	Glück auf, Glück auf, der Steiger kommt …
Tulpen aus Amsterdam	Wenn der Frühling kommt schenk ich dir …

Hinweis: Die Übung kann auch mündlich durchgeführt werden, evtl. die erste Zeile vorgeben und nach dem Titel fragen. Einige Lieder werden sicherlich nicht allen TN bekannt sein. Wer ein Lied kennt, kann die Anfangsmelodie vorsummen, dann fällt den anderen das Wiedererkennen leichter. Singen ist hier ausdrücklich erwünscht!

Offenes Anagramm

■ / ■■ 6

Aus den Buchstaben des Wortes LIEDERBUCH sind neue Begriffe zu bilden. Dabei müssen nicht alle Buchstaben verwendet werden.

Lösungsbeispiele:

Lied Leid leer Liebe leider Lire	Ire ich Idee	Erde er Eibe Eule Eiche Ehre	der drei die dir Deich	Reibe Reue Reh Rede Reich	Buch Bude Buche Blei Beil Bier	Ur Uli	Chur Cher	Herde Heuler Hilde heil Heide

Buntes Lieder-Programm

■ / ■■ 7

Unser Männerchor „Gute Laune e.V." hat ein breites Gesangsrepertoire und kann so manchen Liederwunsch erfüllen. Welche Liedertitel fallen den TN zu den folgenden Kategorien ein?

	Lösungsmöglichkeiten:
1. Arbeiterlied	Wann wir schreiten Seit' an Seit'; Brüder, zur Sonne, zur Freiheit …
2. Fahrtenlied	Wenn die bunten Fahnen wehen; Wildgänse rauschen …
3. Frühlingslied	Nun will der Lenz uns grüßen; Es tönen die Lieder …
4. Geistliches Lied	Ave Maria; Großer Gott wir loben dich …
5. Gospel	Oh when the saints; Kumbaya, my Lord …
6. Kanon	Bruder Jakob; C-A-F-F-E-E …
7. Morgenlied	Jeden Morgen geht die Sonne auf; Im Frühtau zu Berge …
8. Moritat	Sabinchen war ein Frauenzimmer; Mariechen saß weinend im Garten …
9. Nationalhymne	Einigkeit und Recht und Freiheit; God Save The Queen …
10. Shanty	What Shall We Do With A Drunken Sailor?; Rolling Home …
11. Stimmungslied	So ein Tag, so wunderschön wie heute; Rosamunde …
12. Trinklied	In München steht ein Hofbräuhaus; Ein Prosit …
13. Volkslied	Am Brunnen vor dem Tore; Horch, was kommt von draußen rein …
14. Wanderlied	Mein Vater war ein Wandersmann; Wer recht in Freuden wandern will …

Tipp: Die KL kann eine Melodie vorsummen, falls den TN keine Ideen kommen. Selbstverständlich darf auch gesungen werden …

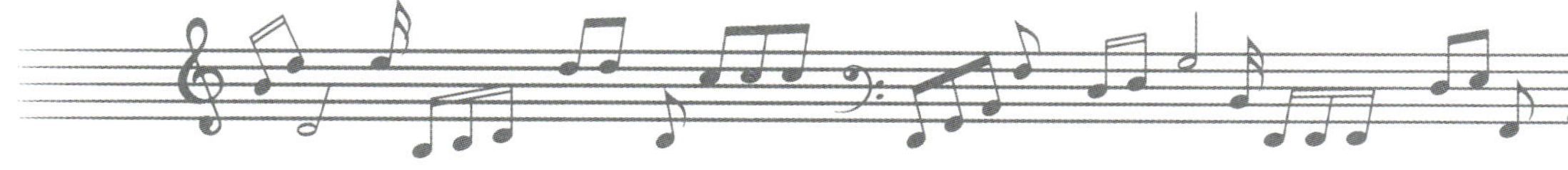

Wer verbirgt sich denn dahinter? (KV)

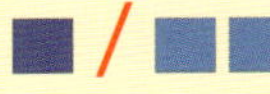

8

Bei den folgenden Sängerinnen und Sängern fehlen die Vokale. Erraten Sie, um wen es sich handelt?

Lösungen zur Kopiervorlage auf S. 10:

1. CTRN VLNT .... Caterina Valente
2. PTR KRS .... Peter Kraus
3. D LNDNBRG .... Udo Lindenberg
4. R BLCK .... Roy Black
5. DLH LV .... Daliah Lavi
6. HNZ RHMNN .... Heinz Rühmann
7. CMDN HRMNSTS .... Comedian Harmonists
8. ZRH LNDR .... Zarah Leander
9. PTR LXDR .... Peter Alexander
10. STFN HRTL .... Stefanie Hertel
11. RDLF SCHCK .... Rudolf Schock
12. MRLL MTTH .... Mireille Matthieu
13. RX GLD .... Rex Gildo
14. RBRT BLNC .... Roberto Blanco
15. MRNN RSNBRG .... Marianne Rosenberg
16. TRD HRR .... Trude Herr

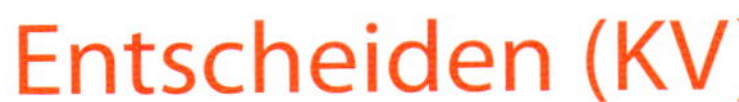

Entscheiden (KV)

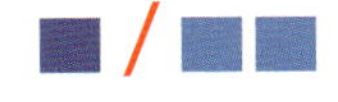

Es wird eine Frage gestellt, dazu werden zwei mögliche Antworten angeboten. Es ist zu entscheiden, welche davon richtig ist.

Lösungen zur Kopiervorlage auf S. 11:

1. Wer ist die Braut in dem Lied? „Ein Vogel wollte Hochzeit machen"?
   a) Die Eule
   b) Die Amsel

2. Was ist ein Bariton?
   a) eine Stimmlage
   b) Ein Blasinstrument

3. Wie bezeichnet man vier Leute, die zusammen musizieren?
   a) Terzett
   b) Quartett

4. Wie nennt man das Dirigentenbuch, in dem alle Orchesterstimmen abgedruckt sind?
   a) Partitur
   b) Portrait

5. Wie kann man ein Klavier noch nennen?
   a) Orgel
   b) Piano

6. Nach welcher Stadt ist ein berühmter, schneller Walzer benannt?
   a) Wien
   b) Hamburg

Hinweis: Diese Übung kann auch mündlich durchgeführt werden.

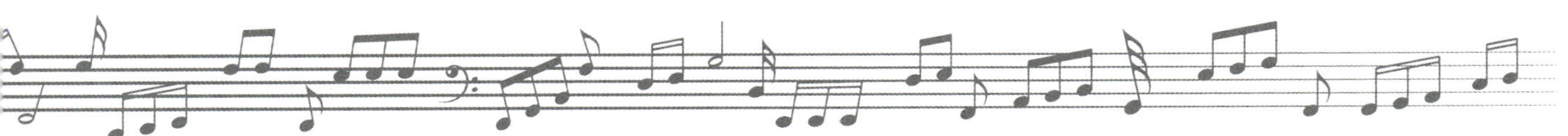

Teekesselchen aus der Welt der Musik

■■ 10

Welche unterschiedlichen Bedeutungen gibt es für:

1. Note *Musiknote, Schulnote, Banknote*
2. Flügel *Klavier, Teil des Vogels, Gebäudeteil*
3. Kapelle *Kleine Kirche, Musikergruppe*
4. Horn *Blasinstrument, Hörner von Paarhufern*
5. Hackbrett *Dreieckiges Saiteninstrument, Holzplatte als Unterlage zur Fleischbearbeitung*
6. Fuge *Klassisches Musikstück, Lücke zwischen Fliesen oder Mauersteinen*
7. Hammer *Teil des Klaviers, Werkzeug*
8. Bass *Stimmlage, Musikinstrument*
9. Register *Steuerungsteil großer Orgeln, Verzeichnis*
10. Single *Kleine Schallplatte, alleinstehender Mensch*
11. Takt *Rhythmus, Einfühlungsvermögen*
12. Ton *Klang, lehmartiger Boden*
13. Becken *Teil des Schlagzeugs, Waschbecken, Teil des Knochengerüsts*
14. Trommel *Musikinstrument, Teil der Waschmaschine, Teil des Revolvers*

Gesprächsanregungen: Welche weiteren Wörter mit zwei oder drei Bedeutungen kennen Sie? Haben Sie das „Teekesselchen"-Spiel selbst schon in Kindertagen gespielt?

Kontraste

■ / ■■ 11

Gesucht werden gegenteilige Begriffe. Die KL nennt das erste Adjektiv, die TN ergänzen mit dem Gegensatz dazu.

a) Wie kann man singen?

laut	–	leise	hoch	–	tief
schlecht	–	gut	schnell	–	langsam
munter	–	müde	falsch	–	richtig

b) Wie können Lieder sein?

lang	–	kurz	schnell	–	langsam
lustig	–	traurig	schwierig	–	einfach

Tipp: Die TN bilden zu jedem Kontrastpaar einen Satz.

Konzert-Programm mit Fehlern (KV)

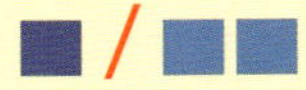

Der Männerchor „Gute Laune e.V." hat für sein nächstes Konzert ein schönes Programm zusammengestellt. Doch kurz vor der Aufführung stellen die Mitglieder mit Schrecken fest, dass sich in der Druckerei der Fehlerteufel eingeschlichen hat. Wie lauten die Liedertitel korrekt?

Lösungen zur Kopiervorlage auf S. 12:

	Lösungen:
1. Am Brunnen sitzt die Lore	Am Brunnen vor dem Tore
2. Sah ein Knab ein Döslein stehn	Sah ein Knab ein Röslein stehn
3. Im Krug zur grünen Pflanze	Im Krug zum grünen Kranze
4. Der Brei ist gekommen	Der Mai ist gekommen
5. Es klappern die Stühle	Es klappert die Mühle
6. Veronika, der Benz ist da	Veronika, der Lenz ist da
7. Im Frühtau zwei Zwerge	Im Frühtau zu Berge
8. Dein ist mein ganzer Nerz	Dein ist mein ganzes Herz
9. Ich bete an die Macht der Hiebe	Ich bete an die Macht der Liebe
10. Sag mir, wo die Krumen sind	Sag mir, wo die Blumen sind
11. Schuld war nur dem Boss sein Mofa	Schuld war nur der Bossa Nova
12. Pack die Wanderhose ein	Pack die Badehose ein
13. Ein Bett im Bierzelt	Ein Bett im Kornfeld
14. Ich will 'nen Liftboy als Mann	Ich will 'nen Cowboy als Mann
15. Mit 66 Haaren	Mit 66 Jahren
16. Rot sind die Hosen	Rot sind die Rosen

Hinweis: Die Übung kann auch mündlich durchgeführt werden, dann müssen die fehlerhaften Titel laut und deutlich ausgesprochen werden.

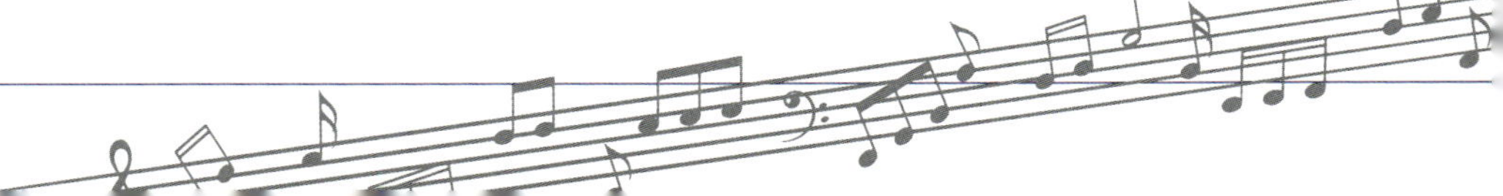

Lied zum Abschluss (KV)

■ / ■■

Zum Schluss kann noch einmal das Lied „Jetzt kommen die lustigen Tage“ (KV S. 13) oder ein anderes Wunschlied der Gruppe gesungen werden.

Jetzt kommen die lustigen Tage,
Schätzel ade!
Und dass ich es Dir nur sage,
es tut mir gar nicht weh.
Und im Sommer da blüht
der rote, rote Mohn,
und ein lustiges Blut
kommt überall davon.
Schätzel ade, ade, Schätzel ade!

Und morgen da müssen wir wandern,
Schätzel ade.
Und küsst du gleich einen Andern,
wenn ich es nur nicht seh'
Und seh ich's im Traum,
so bild ich mir denn ein,
das ist gar nicht so,
so kanns ja gar nicht sein.
Schätzel ade, ade, Schätzel ade.

Und kehr ich dann einstmals wieder,
Schätzel ade,
so sing ich die alten Lieder,
vorbei ist all mein Weh.
Und bist du mir gut wie einstmals im Mai,
ja, so bleib ich bei dir und halt dir die Treu.
Schätzel ade, ade, Schätzel ade.

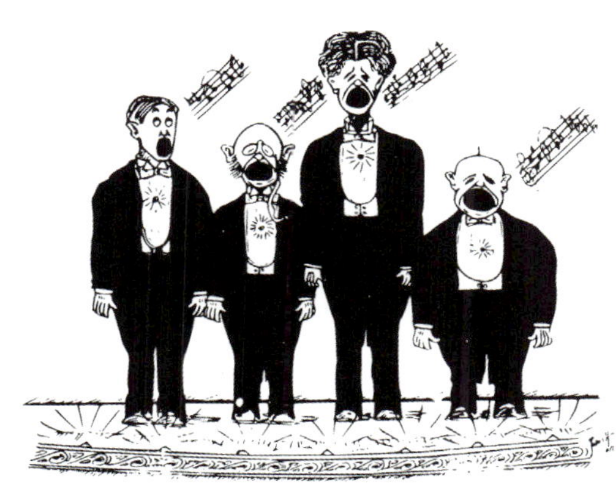

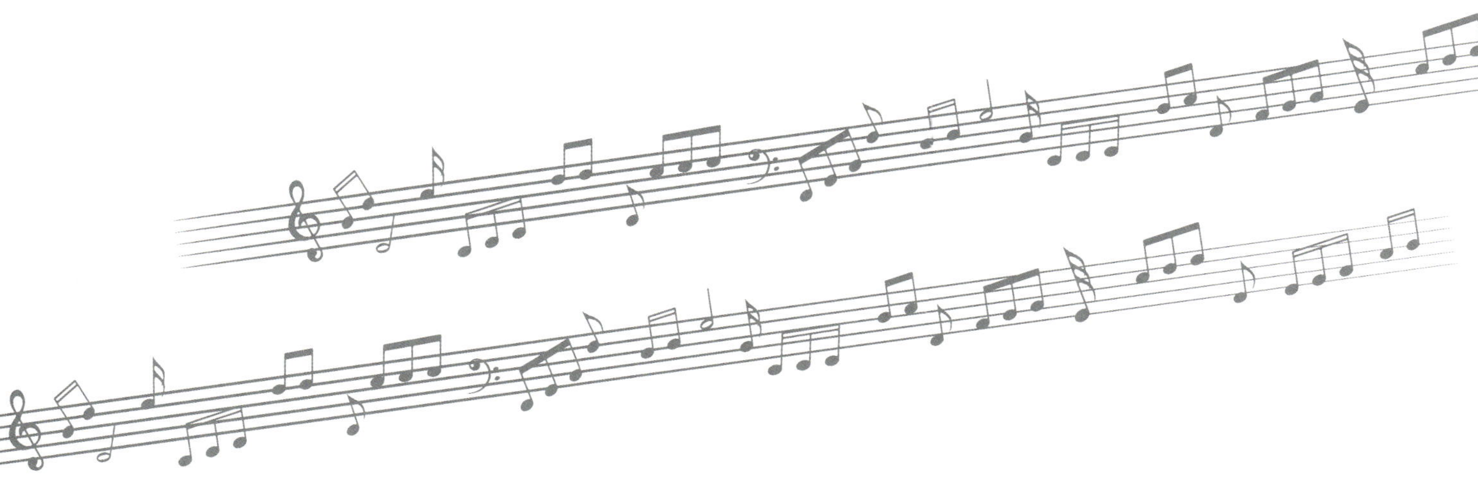

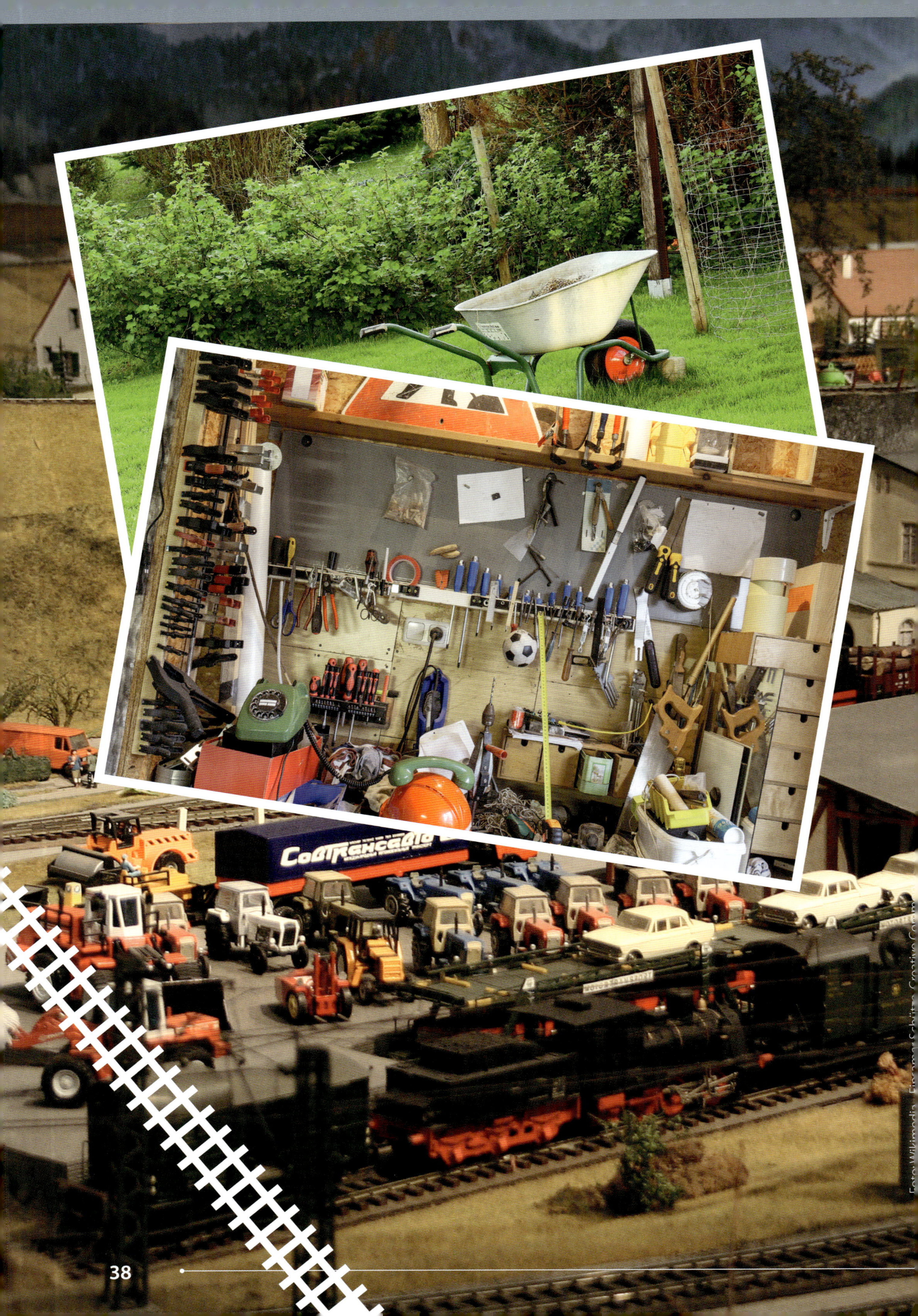

Foto: Wikimedia, Einsamer Schütze, Creative Comm

Ab in den Keller!

Männer und ihre Hobbys

Mögliches Stundenraster

Zeit	Inhalte	Ziele	Medien
5	1. Hinführen zum Thema: Rätsel	Einstimmung	
10	2. Typische Männer-Hobbys	Wortfindung, LZG	Tafel
3	3. Redensarten ergänzen	Wortfindung, LZG	
10	4. Bewegungsübung: Mein Hobby	Kreativität, Bewegung	Stifte, Papier
10	5. Kim-Übung	Wahrnehmung, KZG	Gegenstände, Tuch
15	6. Gemeinsamkeiten (inkl. Gesprächsrunde)	Wortfindung	Tafel oder KV
10	7. Lieder gesucht	Strukturieren, LZG	
8	8. Wort-Bild-Zuordnung	Assoziatives Denken, LZG	KV, Kärtchen
8	9. Seltsame Hobbys	Wortfindung, LZG	
10	10. Gedicht	Ausklang	

Tischdekoration

Alles, was mit dem Thema „Hobby“ zu tun hat (bildlich oder gegenständlich), z. B. ein Modelleisenbahnwagen, ein Buch, eine Laubsäge, eine Grillzange, ein Ball, Hanteln, ein Reisekatalog usw.

1 Hinführen zum Thema ■/■■

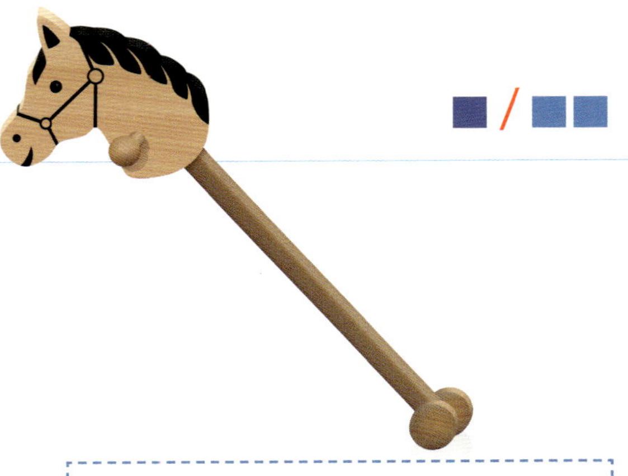

Rätselgedicht

Die ersten Silben sind von Holz,
ein Tier die dritte kühn und stolz.
Das Ganze ist der Jugend Freude,
doch führen's auch erwachsene Leute.
(Theodor Körner, 1791 – 1813)

Lösung: Stecken + Pferd = Steckenpferd

Tipp: Die KL kann den Begriff pantomimisch darstellen, falls den TN keine Ideen kommen.

2 ABC-Übung: Typische Männer-Hobbys von A – Z ■/■■

Die TN raten aufgrund der folgenden Hinweise Hobbys, die heutzutage (auch) von Männern gerne ausgeübt werden.

	Lösungen:
Kraftfahrzeuge zur Beförderung von Personen	Autos
Genuss eines alkohol- und kohlensäurehaltigen Getränks	Bier trinken
Zeitvertreib am EDV-Gerät	Computerspiele
Mannschaftssportart	Fußball
Auf Holzkohle garen	Grillen
Basteln im Hobbyraum	Heimwerken
Essen zubereiten	Kochen
Eine verkleinerte Gleisanlage als Spielzeug	Modelleisenbahn
Hobbysportarten im Freien	Outdoorsport
Als Tourist unterwegs sein	Reisen
TV-Sendung, die mit Wettkämpfen zu tun hat	Sportschau
Interesse an Beschaffenheit von Geräten	Technik
Durch die Natur spazieren	Wandern
Sich täglich informieren	Zeitung lesen

Gesprächsanregungen: Was meinen Sie, gibt es typische Männerhobbys? Welche Freizeitbeschäftigungen fehlen in dieser Aufzählung? Gibt es Hobbys, die früher als Männerbeschäftigungen undenkbar waren? Was sind Ihre persönlichen Lieblingsbeschäftigungen? Welche Hobbys könnten Sie sich für sich persönlich nicht vorstellen? Gibt es ein Hobby, dass Sie leider nicht ausüben konnten, z. B. aus finanziellen oder persönlichen Gründen?

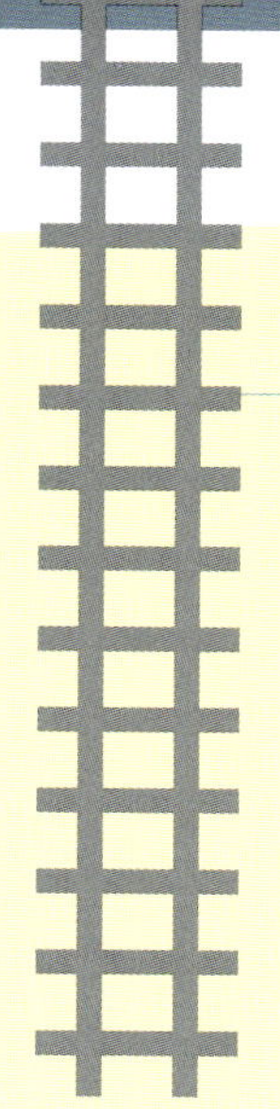

Ergänzen Sie die Redensarten 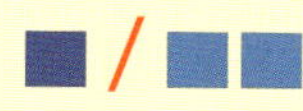 3

Was beliebt, ist auch … erlaubt.
Autos sind sein großes Stecken-… pferd.
Die Modelleisenbahn ist seine große … Schwäche.
Dem Kochen widmet er sich mit Lust und … Liebe.
Jedem Tierchen sein … Pläsierchen.
Jedem das … Seine.
Dienst ist Dienst und Schnaps … ist Schnaps!
Lust und Liebe zu einem Ding macht alle Müh und Arbeit … gering.

Bewegungsübung: Mein Hobby 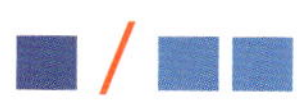 4

Die TN überlegen sich eine typische Geste, die mit ihrem Hobby zu tun hat, und machen diese vor. Die anderen TN versuchen, diese Lieblingsbeschäftigung zu erraten. Anschließend wiederholen alle noch einmal diese Bewegung.

Variante: Die TN schreiben ihr liebstes Hobby auf einen Zettel. Schreibungeübte TN können ihre Lieblingsbeschäftigung der KL leise mitteilen, diese schreibt sie dann auf. Die Zettel werden gut gemischt. Reihum zieht jeder nach und nach einen Zettel, überlegt sich eine passende Bewegung und macht diese vor. Die TN erraten das Hobby und überlegen sich, zu welchem TN aus der Gruppe diese Beschäftigung passen würde.

Kim-Übung 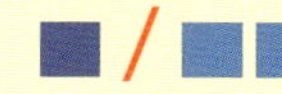 5

Die TN schauen sich die Tischdekoration genau an. Die KL kann auch jeden Gegenstand noch einmal in der Runde zeigen und beschreiben lassen. Danach werden die Objekte mit einem Tuch abgedeckt. Zur Ablenkung wird nun ein Zungenbrecher vorgetragen und von den TN wiederholt. Dies macht nicht nur Spaß, sondern schult gleichzeitig auf spielerische Weise das Konzentrationsvermögen.

Hier einige Beispiele:

- Bäcker Braun backt braune Brezeln. Braune Brezeln backt Bäcker Braun.
- Martha möchte morgens manchmal Marmorkuchen machen.
- Schwarze Katzen kratzen mit schwarzen Tatzen.

Anschließend werden die Gegenstände unter dem Tuch gemeinsam erinnert, die Begriffe evtl. an der Tafel aufgezeichnet und nach dem Abdecken mit den Objekten auf dem Tisch verglichen.

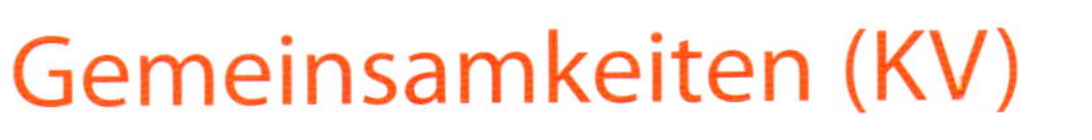

Gemeinsamkeiten (KV)

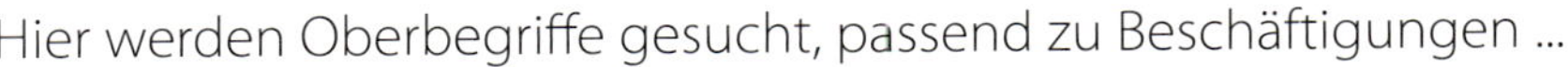

Hier werden Oberbegriffe gesucht, passend zu Beschäftigungen ...

a) ... im Hobbykeller/Hobbyraum:	Lösungen zur KV S.14:
1. Schienen – Weichen – Trafo	Modelleisenbahn
2. H0 – N – Z	Spurweiten der Modelleisenbahn
3. Schienen – Looping – Rennautos	Carrera Bahn
4. Schraubstock – Spannbacken – Arbeitsplatte	Werkbank
5. Hammer – Zange – Schraubenzieher	Werkzeug
6. Bildschirm – Tastatur – Drucker	Computer
7. Gitarre – Keyboard – Schlagzeug	Band
8. Plattenspieler – Verstärker – Boxen	Musikanlage
9. Barhocker – Fototapete – Musikanlage	Partykeller
b) ... und anderswo:	
10. Tischplatte – Netz – Schläger	Tischtennis
11. Kotelett – Rost – Kohle	Grillen
12. Freies Training – Boxenstopp – Safety Car	Formel I (Automobilsport)
13. Schutzhelm – Nierengurt – Satteltaschen	Motorrad
14. Hacke – Rechen – Unkrautstecher	Gartengerät
15. Johann Lafer – Horst Lichter – Tim Mälzer	Kochsendungen im TV
16. Laufband – Rudergerät – Heimtrainer	Fitnessgeräte
17. Skat – Rommé – Canasta	Kartenspiele
18. Stativ – Blitzgerät – Objektiv	Fotografieren

Hinweis: Die Übung kann auch mündlich durchgeführt werden. Die KL fragt nach jeder Aufgabe nach weiteren Unterbegriffen und und sammelt diese diese an der Tafel.

Gesprächsanregungen zu den verschiedenen Hobbys: Haben Sie eine Modelleisenbahn besessen? Wo war sie aufgebaut? Um welche Marke handelte es sich, welche Spurweite hatte sie? Gab es in Ihrer Familie eine Carrera-Bahn? Wo war Ihre Werkbank? Welches Werkzeug war Ihnen wichtig?

Welche Musik hören Sie gerne? Haben Sie in einer Band gespielt?
Wo stand/steht Ihre Musikanlage?

Hatten Sie einen Partykeller? Wie war er ausgestattet? Haben Sie Interesse am Tischtennis? Wer in Ihrer Familie stand/steht meistens am Grill? Waren Sie schon einmal bei einem Autorennen? Wenn Sie Motorrad gefahren sind, welche Marke? Lieben Sie Gartenarbeit? Was halten Sie von den beliebten TV-Kochshows? An welchen Sportgeräten würden Sie sich fit halten? Welches Kartenspiel mögen Sie? Wann haben Sie sich Ihre erste Kamera gekauft?

Lieder passend zu Lieblingsbeschäftigungen ■ / ■■ 7

Welche Liedertitel fallenden TN zu diesen Freizeitvergnügungen ein?

	Lösungsmöglichkeiten:
Fußball	Der Theodor im Fußballtor …
Bier	Es gibt kein Bier auf Hawaii, Bier her …
Wandern	Auf, du junger Wandersmann …
Eisenbahn	Auf der schwäbsche Eisebahne …
Klettern	Wenn wir erklimmen schwindelnde Höhen …
Reisen	Als wir jüngst in Regensburg waren …

Hinweis: Singen ist ausdrücklich erwünscht!

Zuordnen von Begriffen und Bildern (KV) 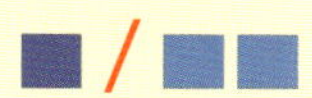 8

Die sechs Abbildungen und die Kärtchen (KV S. 15 – 18) werden einmal kopiert. Jede Person erhält ein Bild, bei mehr als 6 TN können zwei Sitznachbarn ein Foto bekommen. Die KL behält die Kärtchen mit den Begriffen, die gut gemischt mit der Rückseite nach oben vor ihr liegen. Nach und nach nimmt sie einen Begriff vom Stapel und liest ihn vor. Der TN, der das dazu passende Foto hat, meldet sich. Ist die Zuordnung korrekt, legt er das Wortkärtchen zu seinem Bild.

Variante: Die TN nehmen selbst reihum ein Wortkärtchen und lesen den Begriff vor.

Folgende Begriffe sind auf der KV S. 18 vorhanden:

Modellbahn	Schienen	Signal	fahren
	Tender	Bahnhof	bremsen
Grillen	Bratrost	Steak	wenden
	Holzkohle	Marinade	anzünden
Werken	Hammer	Zange	hobeln
	Nägel	Muttern	löten
Gartenarbeit	Kompost	Beete	gießen
	Gartenzwerg	Unkraut	umgraben
Fotografieren	Objektiv	Stativ	belichten
	Album	Selbstauslöser	zoomen
Karten spielen	Trumpf	Bube	mischen
	Stich	Kontra	kiebitzen

Seltsame Hobbys

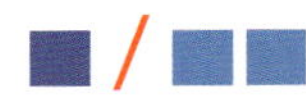

9

Mehr als 250.000 Gegenstände gehen jährlich in Bahnhöfen und Zügen verloren. Einmal im Jahr werden die Fundsachen versteigert. Doch vor allem die liegengebliebenen Koffer und Taschen sorgen für Überraschungen – welchen Hobbys gehen die ursprünglichen Besitzer wohl nach? Geben Sie die „Fundstücke" vor, die TN überlegen sich dafür mögliche Freizeitgestaltungen.

Beispiel: Ein Kopfhörer, eine Fernbedienung und eine Programmzeitschrift könnten einem passionierten TV-Zuschauer gehören.

Folgende Dinge befinden sich in den Gepäckstücken:

1. *Buch, Lesebrille, Lupe*
   Lesen
2. *Kartenspiel, Zylinder, Plüschkaninchen*
   Zaubern
3. *Pinsel, Terpentin, Farbtuben, Palette, Kittel, Staffelei*
   Malen (Ölmalerei)
4. *Luftmatratze, Gaskartusche, Sturmlaterne, Heringe*
   Zelten/Campen
5. *Badekappe, Schnorchel, Wasserball, Flossen*
   Schwimmen
6. *Spielbrett mit 64 Feldern, schwarze und weiße Holzfiguren, Pokal*
   Schach spielen
7. *Lindenholz, Hohleisen, Bildhauerbeitel, Kerbschnitzmesser, Ersatzklingen*
   Holzschnitzen
8. *Wanderschuhe, Buch über den Jakobsweg, Trinkflasche*
   Pilgern
9. *Einsteckalbum, Pinzette, Lupe*
   Briefmarken sammeln

Tipp: Kognitiv fitte TN überlegen sich selbst drei Fundstücke, die zu einem Hobby passen. Die anderen TN raten, um welches es sich handelt.

Gedicht zum Abschluss (KV)

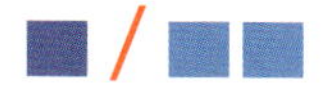

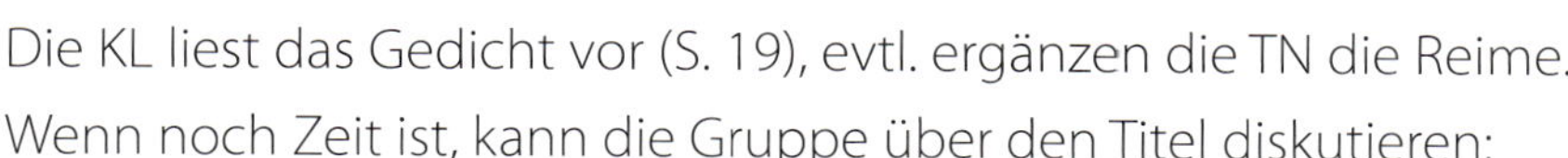

10

Die KL liest das Gedicht vor (S. 19), evtl. ergänzen die TN die Reime. Wenn noch Zeit ist, kann die Gruppe über den Titel diskutieren:

Sind Hobbys sinnvoll?

Als Ausgleich zwischen Job und Herd
man reitet gern ein Steckenpferd.
Die eine sitzt am Strickzeug dran,
beim andern fährt die Eisenbahn,

ein weiterer rennt durch den Wald,
beim Nachbarn gern der Korken knallt,
mein Boss dreht am Motorradgriff,
mein Onkel baut ein Buddelschiff,

der Opa laut den Hammer schwingt,
die Mama ständig Schlager singt,
der Bruder die Gitarre schlägt,
der Papa ständig auf sich regt,

mein Vetter angelt gern im Fluss,
mein Schwager reist im Campingbus.
Man fragt sich, ob der ganze Mist
letztendlich wohl auch sinnvoll ist,

was könnt man machen in der Zeit?
Da wär viel Raum für Zwist und Streit!
Egal, wie ihr setzt euer Maß,
Hauptsache, jeder hat dran Spaß.

Autor: Ulrich Lang
Quelle unbekannt

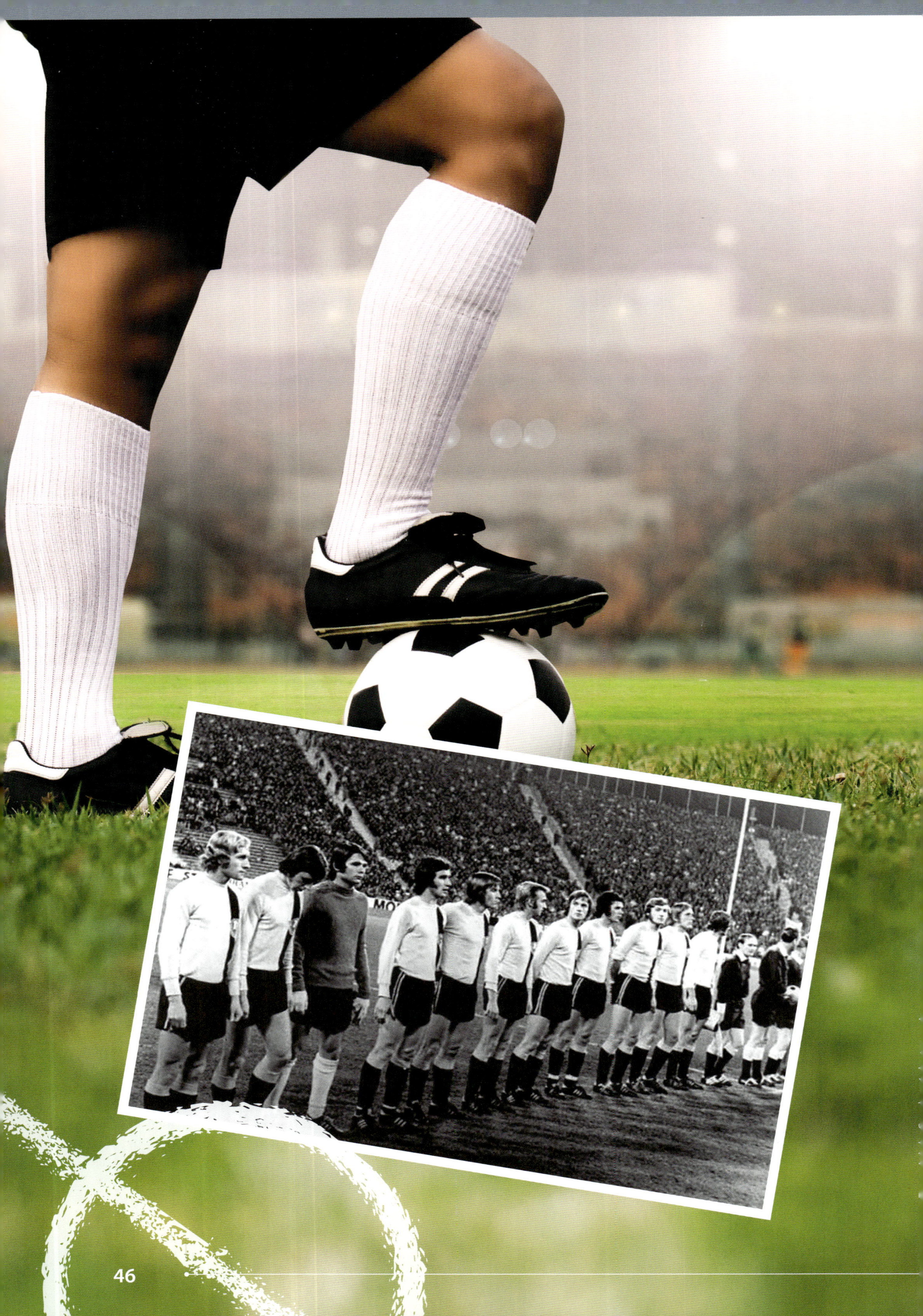

Das Runde muss in das Eckige

Männer und Fußball

Mögliches Stundenraster

Zeit	Inhalte	Ziele	Medien
2	1. Hinführen zum Thema: Rätsel	Einstimmung	
10	2. ABC-Übung	Wortfindung, LZG	Tafel oder KV
5	3. Wer hat es gesagt?	Assoziatives Denken, LZG	
8	4. Bewegungsübung	Bewegung, Koordination	
8	5. Makro-Fotos	Wahrnehmung	KV
10	6. Fußball-Legenden	Assoziatives Denken, LZG	KV
10	7. Fußball-Lotto	Feinmotorik, Konzentration	KV, Stifte, Würfel
8	8. Fußballclubs	Wortfindung, LZG	
10	9. Gleicher Anfang	Wortfindung	
8	10. Fußballstadien früher und heute	Zusammenhänge erkennen, LZG	
10	11. Erzählrunde	Formulieren, LZG	
5	12. Was kommt als nächstes?	Strukturieren	Tafel
5	13. Redensarten ergänzen	Wortfindung, LZG	
5	14. Fußballerlied	Ausklang	KV

Tischdekoration

Alles, was mit dem Thema „Fußball" zu tun hat (bildlich oder gegenständlich), z. B. unterschiedliche Bälle aller Art, Trillerpfeife, Pokale, Fußballzeitung Kicker usw.

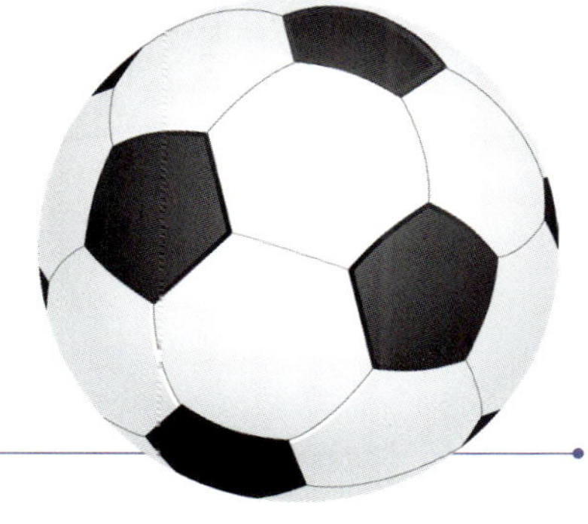

1 Hinführen zum Thema

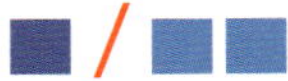

Ein Rätsel

Zum Himmel geworfen, fällt's auf die Erde;
zur Erde geworfen, springt's in die Luft.

Lösung: Ball

2 ABC-Übung: Fußball von A – Z (KV)

Die TN raten aufgrund der folgenden Hinweise Begriffe rund um den Ballsport.

Lösungen zur Kopiervorlage auf S. 20:

Hinweis	Lösung
Ball über der Spielfeldgrenze	Aus
Rundes Sport- und Spielgerät	Ball
Fußballpokal	Cup
Den Ball stoßweise führen	dribbeln
Strafe bei bestimmten Regelverstößen	Elfmeter
Regelwidriges Verhalten	Foul
Verwarnung aufgrund von Verstößen gegen die Spielregeln	Gelbe Karte
Zeitpunkt bei einem Spiel, an dem die erste Spielhälfte endet und abgepfiffen wird	Halbzeit
Verteidigungsspieler ohne direkten Gegenspieler	Libero
Abgrenzung der beiden Spielhälften	Mittellinie
Teil des Fußballtors	Netz
Zuspiel des Balls an einen Spieler der eigenen Mannschaft	Pass
Vom Schiedsrichter gegen einen Spieler ausgesprochener Platzverweis	Rote Karte
Durch Linien markierte Fläche des Spielfeldes vor den beiden Toren	Strafraum
Verteidiger	Torwart
Zwei Mannschaften haben den gleichen Punktestand	unentschieden
Zeitspanne, die an die Spielzeit eines Spieles angehängt wird	Verlängerung
Fans im Stadion oder vor dem Fernseher	Zuschauer

Wer hat es gesagt? ■■ 3

Die folgenden Weisheiten stammen von bekannten Fußballspielern – wer hat welchen Spruch gesagt?

Der Ball ist rund.	Sepp Herberger
Elf Freunde sollt ihr sein.	Sepp Herberger
Ich habe fertig!	Giovanni Trappatoni
Das sind Gefühle, wo man schwer beschreiben kann.	Jürgen Klinsmann

Tipp: Die KL gibt die Namen zur Auswahl vor, mündlich oder an der Tafel.

Bewegungsübung (nicht nur) für Fußballer ■/■■ 4

Die KL macht einfache Bewegungen zum Mitmachen vor:

1. **Vor dem Spiel: Lockerungsübungen für die Füße und Beine (wechselseitig)**
   - Die Zehen spreizen und wieder schließen.
   - Den Fuß im Sprunggelenk beugen und strecken.
   - Den Fuß im Sprunggelenk abwechselnd anheben und senken.
   - Das Bein im Kniegelenk beugen und strecken.
   - Den Oberschenkel anheben, evtl. mit beiden Händen festhalten.
   - Den Unterschenkel im Kniegelenk locker wippen lassen.

2. Sitzfußball

Die Teilnehmer werden eingeteilt; in jedem Halbkreis sitzt eine Mannschaft. Sie spielen sich den Ball gegenseitig nur mit den Füßen zu. Der Ball soll möglichst rol en und im Kreis bleiben. Rollt der Ball hinaus, zählt dies als Tor.

Makro-Fotos (KV) ■/■■ 5

Was ist hier wohl abgebildet?

Lösungen zur Kopiervorlage auf S. 21:

1. Unterseite eines Fußballschuhs
2. Schiedsrichterfahne
3. Sitze im leeren Stadion
4. Ausschnitt eines Tores
5. Ein Stück Rasen
6. Figur eines Tischkickers, älteres Modell

Gesprächsanregungen:
Welche Fußballschuhe haben Sie besessen? Haben Sie ein Lieblingsstadion? Haben Sie schon einmal Tischkicker gespielt? Wie lauten die Regeln?

Fußball-Legenden (KV)

6

Wie lauten die Spitznamen dieser unvergesslichen Spieler aus Deutschland?

Lösungen zur Kopiervorlage auf S. 22:

Franz Beckenbauer .... „Der Kaiser“
Gerd Müller .... „Der Bomber“
Uwe Seeler .... „Uns Uwe“
Rudi Völler .... „Tante Käthe“
Sepp Maier .... „Die Katze von Anzing“
Paul Breitner .... „Der Afro“
Reiner Calmund .... „Der Dicke“
Lukas Podolski .... „Prinz Poldi“
Berti Vogts .... „Der Terrier“

Tipp: Kognitiv fittere TN bekommen das Arbeitsblatt ohne die vorgegebenen Spitznamen, schwächere TN können die Lösungen den Namen zuordnen.

Ein Gespräch über die Herkunft der Spitznamen bietet sich hier an; zunächst tragen die TN ihr Wissen darüber zusammen, dann kann die KL ergänzen.

Informationen zu den Spitznamen:

Franz Beckenbauer: Anlässlich eines Freundschaftsspiels des FC Bayern München in Wien wurde Beckenbauer für Fotoaufnahmen neben einer Büste des ehemaligen österreichischen Kaisers Franz I. platziert. 1968 wurde er in einem Zeitungsartikel als „Fußball-Kaiser“ bezeichnet, woraufhin sich dieser Spitzname rasch verbreitete.

Gerd Müller: Er verdankt seinen Spitznamen den herausragenden Leistungen auf dem Fußballplatz: 68 Tore in 62 Länderspielen, 365 Tore in 427 Bundesligaspielen und 40 Bundesliga-Treffer in einer Saison.

Uwe Seeler: „Uns Uwe“ ist plattdeutsch für „unser Uwe“ – in dieser Bezeichnung drückt sich seine Beliebtheit aus.

Rudi Völler: Den Spitznamen Tante Käthe erhielt Völler in seiner aktiven Zeit wegen seiner Minipli-Dauerwelle.

Sepp Maier: Er galt in seiner aktiven Zeit als einer der besten Torhüter der Welt. Seinen Spitznamen „Katze von Anzing“ verdankt er seiner katzenhaften Geschmeidigkeit und seinen schnellen Reflexen.

Paul Breitner: Paul Breitner trug in seiner Jugendzeit die wohl markanteste Frisur der Bundesliga-Geschichte: den Afro-Look.

Reiner Calmund: Dieser Spitzname beruht auf seiner Statur als Schwergewicht; der Fußballfunktionär wird auch „Calli“ genannt.

Lukas Podolski: Podolski ist in der Öffentlichkeit unter dem Spitznamen Poldi bekannt, in Anspielung auf die Kölner Karnevalstradition auch als Prinz Poldi.

Berti Vogts: Weil er seine Gegner stets attackierte, wurde der kämpferische Vogts auch „Der Terrier“ genannt.

Fußball-Lotto (KV) 7

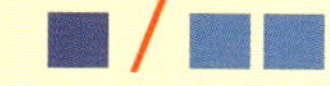

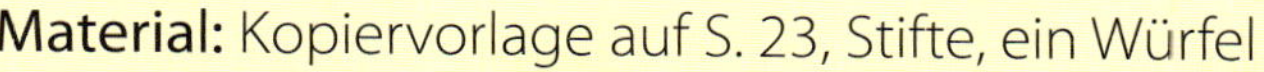

Material: Kopiervorlage auf S. 23, Stifte, ein Würfel
Spielanleitung: Jeder TN bekommt eine KV und überlegt sich, welche Zahlen er aus dem Zahlenraum von 1 – 6 in seine neun Kreise (= Fußbälle) einträgt. Es sind auf jeden Fall doppelte Zahlen dabei – selbstverständlich können auch Ziffern weggelassen werden.

Reihum wird gewürfelt und die Augenzahl laut genannt. Diese Zahl darf nun von allen Teilnehmern einmal durchgestrichen werden, falls sie aufgeschrieben wurde.

Wer zuerst alle seine persönlichen Zahlen durchgestrichen hat, ruft laut „Volltreffer!“ und hat damit gewonnen. Natürlich kann dann noch weitergespielt und weitere Sieger können ermittelt werden.

Fußballclubs 8

Die TN ergänzen mündlich die entsprechenden Clubs. Mehrfachnennungen sind möglich und erwünscht. Eventuell heißt auch ein regionaler Fußballclub so.

	Lösungen:
1. FC	Kaiserslautern, Köln, Nürnberg, Saarbrücken
Arminia	Bielefeld
Bayer 04	Leverkusen
Borussia	Dortmund, Mönchengladbach
Dynamo	Dresden
Eintracht	Braunschweig, Frankfurt
Energie	Cottbus
FC	Augsburg, Bayern München, Ingolstadt 04, Schalke 04, St. Pauli
Fortuna	Düsseldorf, Köln
Greuther	Fürth
Hansa	Rostock
Hertha	BSC
Rot-Weiss	Essen, Oberhausen
TSV 1860	München
VfB	Leipzig, Stuttgart
Werder	Bremen

Tipp: Hier bieten sich Gespräche über die Lieblingsclubs an.

Gleicher Anfang

9

Die gesuchten Begriffe beginnen alle mit dem gleichen Anfangsbuchstaben.

Übung 1:

a) Geldbetrag, der bei einem Transfer gezahlt wird .... *Ablösesumme*

b) Wechsel in eine niedrigere Spielklasse aufgrund der Tabellenposition nach Saisonende .... *Abstieg*

c) Beginn eines Spiels .... *Anstoß*

d) Flügelspieler .... *Außenspieler*

e) Anordnung der Spieler auf dem Spielfeld .... *Aufstellung*

f) Wechsel in eine höhere Spielklasse aufgrund der Tabellenposition .... Aufstieg

Übung 2:

a) Entscheidendes letztes Spiel eines Turniers .... *Finale*

b) Zuspiel des Balles von einer Seite in das Zentrum .... *Flanke*

c) Regelwidriges Vorgehen .... *Foul*

d) Bezeichnung des Rechteckes innerhalb des Strafraums unmittelbar vor den Toren .... *Fünfmeterraum*

e) Anhänger einer Mannschaft .... *Fan*

f) Täuschung eines angreifenden Spielers im Dribbling mit dem Ziel, am Gegner vorbeizukommen. .... Finte

Übung 3:

a) Sprecher und Leiter einer Mannschaft .... *Kapitän*

b) Verbleib in einer Spielklasse .... *Klassenerhalt*

c) Ein schneller Gegenangriff nach Ballgewinn .... *Konter*

d) Grasimitation zum Verlegen auf Sportplätzen .... *Kunstrasen*

e) Eine haushohe Niederlage im Fußball .... *Klatsche*

f) Alle Spieler, die theoretisch für einen Verein auf dem Platz stehen könnten .... Kader

Fußballstadien früher und heute 10

Fußballstadien haben in den letzten Jahren ihre Namen geändert, und somit sind es auch nun vielmehr „Arenen" und „Sportparks". Große Sponsoren haben die Renovierung oder sogar einen Neubau der Stadien finanziert. Wie gut kennen sich die TN mit den alten und den neuen Namen aus?

	heute:	**früher:**
Leverkusen	Bay-Arena	Ulrich-Haberland-Stadion
Köln	RheinEnergieSTADION	Müngersdorfer Stadion
Bochum	Vonovia Ruhrstadion	Ruhrstadion
Frankfurt	Commerzbank-Arena	Waldstadion
Dortmund	Signal Iduna Park	Westfalenstadion
München	Allianz Arena	Olympiastadion
Gelsenkirchen	Veltins-Arena	Arena Auf Schalke
Leipzig	Red Bull Arena	Zentralstadion
Duisburg	Schauinsland-Reisen-Arena	Wedaustadion
Düsseldorf	MERKUR Spiel-Arena	Rheinstadion

Tipp: Bei kognitiv schwächeren TN kann die KL die heutigen sowie die früheren Namen nennen, die TN erraten dann die entsprechende Stadt.

Erzählrunde 11

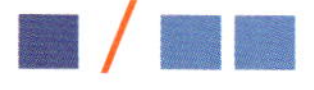

Die TN haben hier Gelegenheit, eigene Erlebnisse zum Thema auszuformulieren. Kleine Geschichten können hier erzählt werden, z. B.:

- Straßenfußball in der Kindheit
- Mein erster Besuch im Fußballstadion

Durch gezielte Fragen kann man Geschichten besser „herauslocken".

Gesprächsanregungen: Wo haben Sie als Kind Fußball gespielt? Ging auch schon einmal eine Fensterscheibe zu Bruch? Durften Mädchen mitspielen?
Bei welcher Gelegenheit haben Sie zum ersten Mal ein Fußballspiel live erlebt?
Welche Mannschaften spielten gegeneinander?
Haben Sie selbst aktiv in einer Profi- oder einer Amateurmannschaft gespielt?
In welcher Spielerposition waren Sie aufgestellt: Verteidiger, Stürmer, Linksaußen ...?
Haben Sie einen Lieblingsverein?
Welche Pokalspiele schauen Sie sich heute noch gerne im Fernsehen an?
Haben Sie schon einmal Fußball-Toto gespielt?

12 Was kommt als nächstes?

Lösungsbeispiel:

Bundesliga
2. Bundesliga
3. Liga
Regionalliga
Oberliga
Landes-/Verbandsliga
Bezirksliga
Kreisliga

Hier sind die Ebenen des deutschen Fußball-Ligensystems in die richtige Reihenfolge zu bringen: Was kommt zuerst, als nächstes usw.?

Schreiben Sie die Begriffe wie folgt an die Tafel:
2. Bundesliga – 3. Liga – Bezirksliga – Bundesliga – Kreisliga – Landes-/Verbandsliga Oberliga – Regionalliga

Tipp: Sie können auch Kärtchen vorbereiten. Je zwei TN erhalten einen Umschlag mit den Begriffen und legen diese in die richtige Reihenfolge. Anschließend vergleichen alle ihre Ergebnisse.

13 Redensarten

Fußball ist eine Quelle für viele Redensarten, die wir im täglichen Umgang benutzen.

Die KL liest den ersten Teil vor, die TN ergänzen:

Er soll den Ball mal ganz schön … *flach halten.*
Ich habe aber den längeren … *Atem!*
Er zeigte ihm die rote … *Karte.*
Da hat sie aber ein Eigentor … *geschossen!*
Bitte, bleiben Sie am … *Ball!*
Spiel doch nicht den sterbenden … *Schwan.*
Mit dieser Meinung gerätst du leicht ins … *Abseits.*
Er ist mal wieder übers Ziel hinaus … *geschossen!*

Lied zum Abschluss (KV)

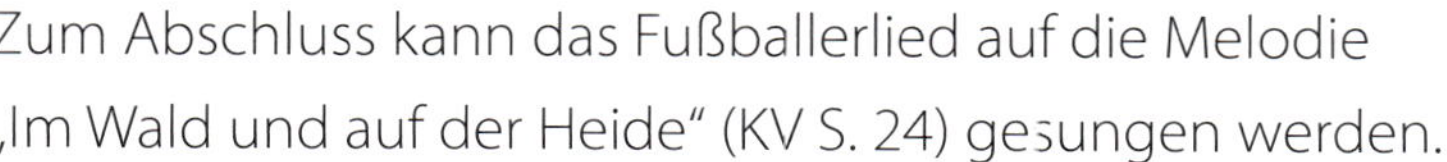

Zum Abschluss kann das Fußballerlied auf die Melodie „Im Wald und auf der Heide“ (KV S. 24) gesungen werden.

Auf weiter grüner Heide,
da such ich meine Freude
beim schönen Fußballspiel.
In frischer Luft zu leben
muss Kraft und Geist uns geben,
das ist ein edles Ziel.

Wo Alltagssorgen drücken,
da müssen sie entrücken
vor schönem Fußballspiel.
Der Griesgram wird geschlagen,
er kann es nicht ertragen,
es wird ihm allzu viel.

Stets Freundschaft zu erneuen
versammelt die Getreuen
das schöne Fußballspiel.
Mag Mond und Stern auch sinken
und Liebe eifrig winken,
wir stehen treu zum Spiel.

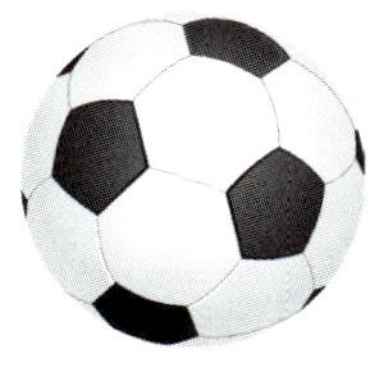

Drum will ich’s immer treiben,
ein tapfrer Spieler bleiben
beim schönen Fußballspiel.
Auf Brüder nehmt die Becher
und ruft als wackre Zecher:
Ein Hoch dem Fußballspiel!

Text: anonym
in: Deutsches Fußball-Liederbuch (ca. 1920)
Quelle: www.volksliederarchiv.de

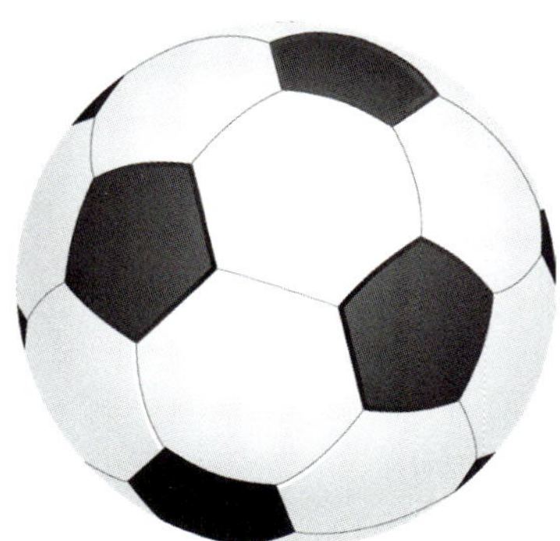

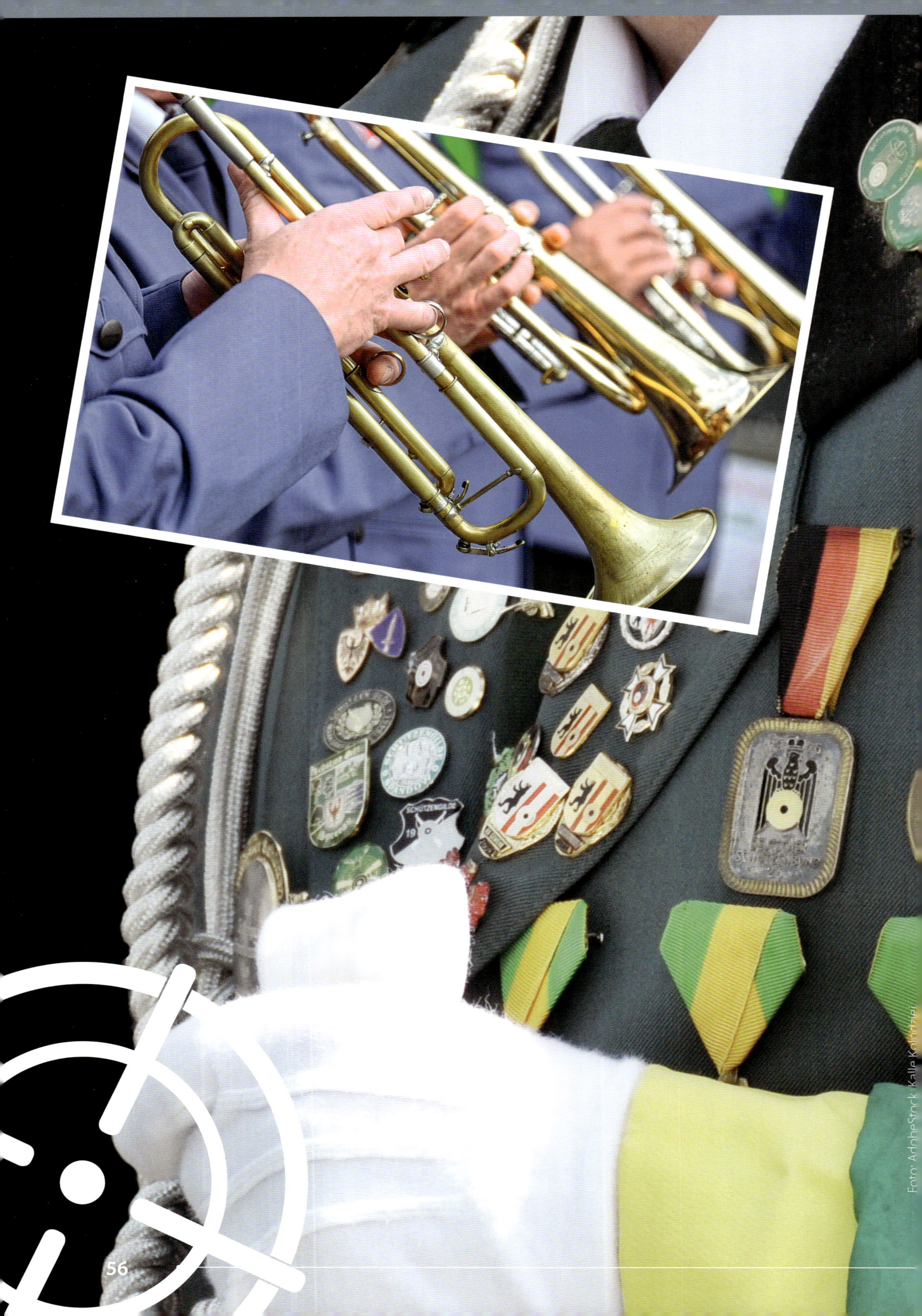

Foto: AdobeStock, Kalle Kolodziej

Glaube, Sitte, Heimat

Männer im Schützenverein

Mögliches Stundenraster

Zeit	Inhalte	Ziele	Medien
5	1. Rätselhaftes	Hinführen zum Thema	
10	2. ABC-Übung: Themenwörter	Wortfindung, LZG	Tafel
8	3. Zwillingswortgeschichte	Wortfindung, LZG	
8	4. Bewegungsgeschichte	Bewegung, Koordination	
6	5. Redensarten ergänzen	Wortfindung	
6	6. Nachdenken	Zusammenhänge erkennen	
8	7. Schützenfest in Posemuckel	Wortfindung	
10	8. Erzählrunde	Formulieren, LZG	
10	9. Offenes Anagramm	Wortfindung	Buchstaben (KV)
8	10. Scherzfragen	Denkflexibilität	
10	11. Verwandtschaftsverhältnisse	Logisches Denken	Tafel
5	12. Reime ergänzen	Wortfindung	
10	13. Eine Würfelgeschichte	Fantasie & Kreativität, Formulieren	Würfel, Tafel
3	14. Gedicht	Ausklang	

Tischdekoration

Alles, was mit dem Thema „Schützenverein" zu tun hat (bildlich oder gegenständlich), z. B. ein Programmheft des örtlichen Schützenvereins, eine Zielscheibe, Pfeile, ein kleiner Vogel aus Plastik oder Ton, eine kleine Trommel, Abzeichen, Bild des Hl. Sebastianus usw.

1 Rätselhaftes

■ / ■■

1. Gesucht wird ein Brauchtum, dessen Tradition bereits in den Bürgerwehren des Mittelalters ihren Ursprung hat.
2. Heute gibt es die Tradition in ganz Deutschland.
3. Es handelt sich um ein Volksfest, das einmal jährlich in jeder Region mit anderen Bräuchen gefeiert wird.
4. Ausgerichtet wird es jeweils von einer bestimmten Gruppe.
5. Jedes Jahr wird durch eine sportliche Herausforderung ein neuer monarchischer Würdenträger ermittelt.
6. Dieser hat dann im wahrsten Sinne des Wortes „den Vogel abgeschossen".

Lösung: Schützenfest

Gesprächsanregung: Was sehen, hören, riechen Sie, wenn Sie an ein Schützenfest zurückdenken?

2 ABC-Übung: Themenwörter

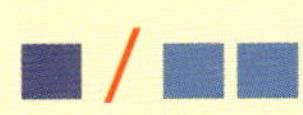

Die Buchstaben SCHUETZENFEST werden der Reihe nach senkrecht an die Tafel geschrieben. Die TN suchen gemeinsam Begriffe zu den einzelnen Buchstaben, die mit dem Thema „Schützenfest" zu tun haben.

Beispiele:

S .... Schießsport, Schärpe, Schellenbaum
C .... Corps, christlich
H .... Heimat, Holzgewehr, Hofstaat
U .... Uniform, Umzug
E .... Ehrungen
T .... Tradition, Tambourcorps
Z .... Zelt, Zapfenstreich
E .... Eintrittskarten
N .... Notenblatt, nett, närrisch
F .... Fahne, Festzelt, Frohsinn
E .... Emotionen
S .... Strohpuppen, Standarte
T .... Tanz

Hinweis: Die KL kann zu Begriffen hinführen, indem sie Umschreibungen vorgibt.

Zwillingswortgeschichte: Begrüßungsrede im Schützenzelt

■ / ■■

Die KL liest die Rede vor und lässt jeweils den zweiten Teil der Zwillingswörter aus, der in den Klammern in kursiv zu finden ist. Die TN ergänzen den fehlenden Part.

Sehr verehrte Damen und … (Herren),
liebe Schützinnen und … (Schützen)!

Zur Königskrönung der St. Sebastianus-Schützenbruderschaft hier in … begrüße ich Sie ganz herzlich hier und … (heute) im Saal. Wir freuen uns, dass Sie von nah und … (fern), über Wald und … (Flur), über Stock und … (Stein) gekommen sind.

Wir führen damit eine uralte Tradition fort, die Jung und … (Alt) hier im Schützenzelt Schulter an … (Schulter) gemeinsam ein schönes Fest erleben lässt. Alles, was Rang und … (Namen) hat, ist an diesem Ort versammelt.

Das Schützenfest werden wir wie eh und … (je) in einem festlichen Rahmen durchführen, so wie es Brauch und … (Sitte) ist. Unsere beliebte Tanzkapelle begleitet uns seit Jahr und … (Tag), und so haben wir auch jetzt wieder keine Kosten und … (Mühen) gescheut, sie zu verpflichten.

Unser diesjähriger Schützenkönig ist Feuer und … (Flamme) für sein neues Amt, und so freuen wir uns, wenn er in Amt und … (Würden) mit seiner Königin Seite an … (Seite) im Festwagen durch den Ort fährt.

Der Festplatz ist geschmückt, wie es gang und … (gäbe) ist. Die Fahrgeschäfte stehen bereit und sorgen für Spiel und … (Spaß). Viele Attraktionen sind auch in diesem Jahr angetreten, damit sich Alt und … (Jung), Hinz und … (Kunz), Krethi und … (Plethi) mit Kind und … (Kegel) gut unterhalten.

Auch das leibliche Wohl kommt nicht zu kurz: es gibt Speis und … (Trank), Wasser und … (Wein) in Hülle und … (Fülle). Keine Angst, die Preise sind nicht gesalzen und … (gepfeffert), das versprechen wir hoch und … (heilig).

So weit, so … (gut)! Tretet nun ein in diese Runde! Feiert und tanzt, seid frisch und … (fröhlich). Doch treibt es ja nicht zu bunt!

Gesprächsanregungen: Waren oder sind Sie Mitglied im örtlichen Schützenverein? Haben Sie jemals den „Vogel abgeschossen" und wurden Schützenkönig? Welche Verpflichtungen sind damit verbunden?

Bewegungsgeschichte

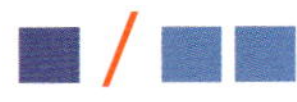

4

Heute ist Schützenfest! Da heißt es früh aufstehen. Und was hören wir da? ***(Wir legen die Hand an die Ohrmuschel und lauschen, bewegen den Kopf nach rechts und links.)*** Die Jagdhornbläsergruppe geht durchs Dorf und weckt alle Bürger.

Nun heißt es schnell aufstehen – wir schwingen zuerst das rechte Bein aus dem Bett, dann das linke ***(die Beine nach einander schwingen)***. Schnell eine Katzenwäsche ***(mit den Händen durchs Gesicht wischen)***, die Haare bürsten ***(mit den Fingerspitzen über die Haare streifen)*** und dann schnell eine Tasse Kaffee trinken ***(imaginäre Tasse zum Mund führen)***.

Die Schützenuniform hängt schon bereit. Zuerst ziehen wir die schwarze Bundfaltenhose mit den roten Streifen an den Außenseiten an ***(mit beiden Händen die Hose zuerst über das rechte Bein streifen, dann über das linke)***. Dann wird die blaue Jacke angezogen ***(wir streifen uns nacheinander die beiden Ärmel über)***, die schwarzen Ärmelaufschläge werden umgeklappt. Einzeln schließen wir die acht Messingknöpfe und hängen uns die weiße Schärpe um ***(entsprechende Bewegungen durchführen)***. Zum Schluss ziehen wir uns die schwarzen Stiefel über ***(entsprechende Bewegungen machen)***.

Da wir im Spielmannszug mitgehen, darf unser Instrument nicht fehlen! Wir nehmen unsere Querflöte in die Hand und spielen einige Töne, um zu sehen, ob mit ihr alles in Ordnung ist ***(imaginäre Querflöte spielen)***. Ja, sie ist spielbereit, dann kann es losgehen!

Treffpunkt ist der Kirchplatz, wo wir uns zum gemeinsamen Gottesdienst in der Pfarrkapelle versammeln. Danach geht es im Marsch zum Frühschoppen auf dem Rathausplatz ***(alle gehen im Marschschritt)***. Unser Spielmannszug sorgt für die musikalische Umrahmung: mit dabei sind die Querflöten ***(Flöte quer halten, Finger bewegen)***, die Marschtrommeln ***(mit imaginären Schlägeln von oben trommeln)***, die Lyren ***(mit einem Hämmerchen auf ein Glockenspiel schlagen)***, die großen Pauken ***(mit einem Schlägel seitwärts auf die Pauke schlagen)*** und die Becken ***(zwei Beckenscheiben mit beiden Händen gegeneinander schlagen)***. Unser Tambourmajor leitet den Spielmannszug, dazu gibt er während des Marsches mit seinem Stab Kommandozeichen ***(weit ausholende Bewegungen vollführen)***.

Am Rathausplatz angekommen, gibt es erst einmal etwas zu trinken für Jeden. Prost!

Redensarten ergänzen

5

Die TN ergänzen die folgenden Redensarten:

Auf der Schützenfahne steht: Glaube, Sitte … Heimat.
Das ist der letzte Rest vom … Schützenfest.
Er hatte diesmal den Vogel … abgeschossen.
Er ist weit übers Ziel hinaus-… geschossen.
Diesmal hatte er voll ins Schwarze … getroffen.
Knapp daneben ist auch … vorbei.
Jeder blamiert sich so gut er … kann.
Er bedankt sich für die geleistete Schützen-… hilfe.

Nachdenken

6

Einige bekannte Redensarten gehen auf die Sprache der Schützen zurück. Welche Erklärungen könnten hier stimmen? Die korrekten Lösungen sind in roter Schrift dargestellt.

1. **Den Nagel auf den Kopf treffen**
   a) Im Zentrum der Schießscheibe befand sich früher ein Nagel, der getroffen werden sollte.
   b) Früher wurde nicht mit Waffen, sondern mit Nägeln auf die Zielscheibe geworfen.

2. **Schwein haben**
   a) Früher bekamen die Schützenkönige bei ihrer Krönung ein Schwein überreicht.
   b) Bei den altdeutschen Schützenfesten gab es als Trostpreis für den schlechtesten Schützen ein Schwein oder Ferkel.

3. **Einen kapitalen Bock schießen**
   a) Bei Schützenfesten im 15. Jahrhundert gab es für den schlechtesten Schützen als Trostpreis einen Ziegenbock.
   b) Die Redensart galt als Lob und Anerkennung für einen guten Schützen.

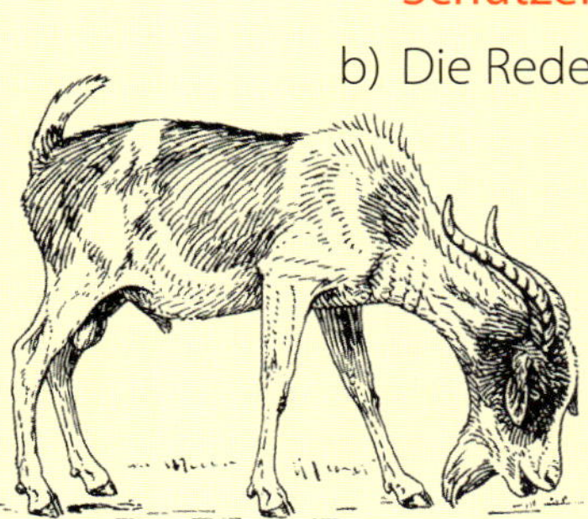

7 Schützenfest in Posemuckel

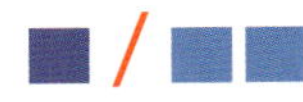

Die TN werden aufgefordert, einen beliebigen Buchstaben zu nennen oder aus einem Buchstabensatz zu ziehen. Alle nun folgenden Fragen sollen mit Begriffen beantwortet werden, die mit diesem Buchstaben beginnen. Beim Antworten soll durchaus kreativ gedacht werden.

	Beispiel mit „P"
Wie heißt die Stadt, in der das Schützenfest stattfindet?	Posemuckel
Wie heißt der diesjährige Schützenkönig?	Paul I
Wie heißt seine Frau?	Petronella
Welchen Beruf übt er aus?	Pförtner
In welchem Gebäude wohnt er?	Plattenbau
Welches Instrument spielt er im Verein?	Pauke
Welches Symbol enthält die Schützenfahne?	Pfeil
In welchem Fahrzeug wird er während der Parade gefahren?	Postkutsche
Welches Getränk spendiert er seinen Vereinskameraden?	Pflaumenschnaps
Wie denken die Leute im Ort über ihn?	passabel, patent

8 Erzählrunde

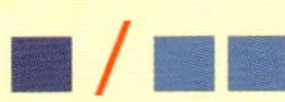

Die TN haben hier Gelegenheit, eigene Erlebnisse zum Thema auszuformulieren. Kleine Geschichten können hier erzählt werden, z. B.:

- Erlebnisse im Schützenzelt
- Mein erster Kirmesbesuch

Durch gezielte Fragen kann man Geschichten besser „herauslocken".

Gesprächsanregungen: Bei welcher Gelegenheit haben Sie zum ersten Mal am Straßenrand gestanden, um dem Schützenpaar einen würdigen Empfang zu bereiten?
Manch ein Paar hat sich auf dem Schützenfest kennen- und lieben gelernt – kennen Sie jemanden, bei dem es auch dort „gefunkt" hat?
Wenn Sie in einem Spielmannszug mitgehen würden, welches Instrument würden Sie gerne spielen?
Mittlerweile hat der Bund der Historischen Deutschen Schützenbruderschaften (BHDS) beschlossen, dass auch Muslime, andere Nichtchristen und Lebenspartner Schützenkönig werden können. Was halten Sie davon?

Offenes Anagramm (KV)

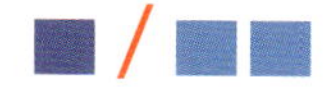

8

Jeder TN erhält einen Umschlag mit den folgenden Buchstaben (KV S. 25):

S C H U E T Z E N

V E R E I N

Alleine oder in Partnerarbeit versuchen sie möglichst viele Wörter zu bilden; es müssen nicht alle Buchstaben verwendet werden.

Die Begriffe werden an der Tafel gesammelt.

Beispiele:

S .... Szene, scheu, Stern, Schere, Service …
C .... Cent, Chur, Center, Chintz, Chinese, Christen …
H .... Herz, heute, Hirte, Heu …
U .... Unze, Uhren, Uhrzeit …
E .... echt, Ehre, ersuchen …
T .... Tier, Teich, Tunesien, Trense …
Z .... zu, Zeche, Zither, Zisterne …
E .... Ehen, erstechen, ernst …
N .... nein, neu, Nerz, Neureiche …
V .... Verse, Vieh, vier, Verein …
E .... eine, Eier, Entchen …
R .... Rehe, Rune, Reiz, Rutsche, rechnen …
E .... Euter, eins, euch, Ernte, Enterich …
I .... ich, in, Inn, intern, Inventur, Internes, Inserent …
N .... nie, Niere, Netze …

Tipp: Danach können die TN reihum eine Geschichte erzählen, in denen die gefundenen Begriffe vorkommen.

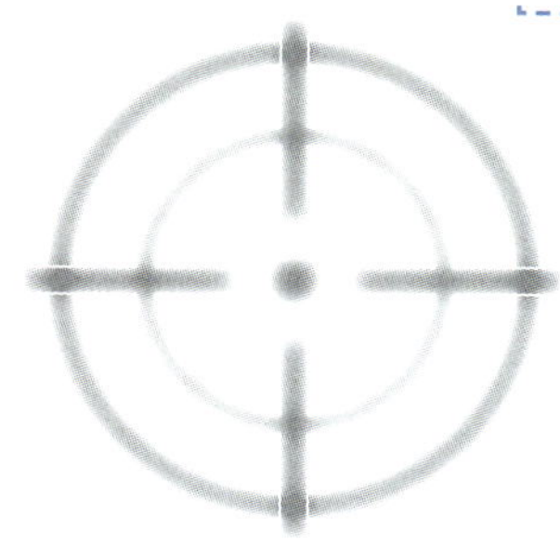

Scherzfragen

10

Scherzfragen sind Rätsel, bei denen „um die Ecke denken" gefragt ist. In früheren Zeiten waren sie in geselligen Unterhaltungsrunden nicht wegzudenken. Und wenn die Antwort nicht gleich parat ist – macht nichts: dann werden gemeinsam Vermutungen angestellt und anschließend wird die Auflösung vorgelesen.

1. In welchen Landen wohnt kein Mensch? *(In den Girlanden)*
2. Krone, Zepter, Gewehr – wie schreibt man das in drei Buchstaben? *(das)*
3. Der Schützenkönig kann höher springen als ein Kirchturm. Warum? *(Weil ein Kirchturm nicht springen kann.)*
4. In welchem Verhältnis stehen Pferd und Kutsche des Schützenkönigpaares? *(In einem gespannten)*
5. In welchem Monat isst der Schützenkönig am wenigsten? *(Im Februar)*
6. Wann ist beim Schützenfest der größte Aufstand? *(Am Morgen)*
7. Womit kann man im Festzelt am leichtesten anstoßen? *(Mit den Gläsern)*
8. An fünf aufeinanderfolgenden Tagen findet das Schützenfest statt. In keinem kommt ein „a" vor. Welche Tage sind es? *(Vorgestern, gestern, heute, morgen, übermorgen)*

Verwandtschaftsverhältnisse

11

Hans König ist zum ersten Mal Schützenkönig, und stolz präsentiert er seine ganze Verwandtschaft als Hofstaat in der Öffentlichkeit. Doch in welchem Verhältnis steht Julia zu Hans?

Lösung: Julia ist die Tochter von Hans.

Julia ist meine Nichte.
Hans

Ja, aber sie ist meine Nichte.
Anna

Ist Anna verheiratet?
Julia

Nein, aber sie ist die Schwester von Hans.
Willi

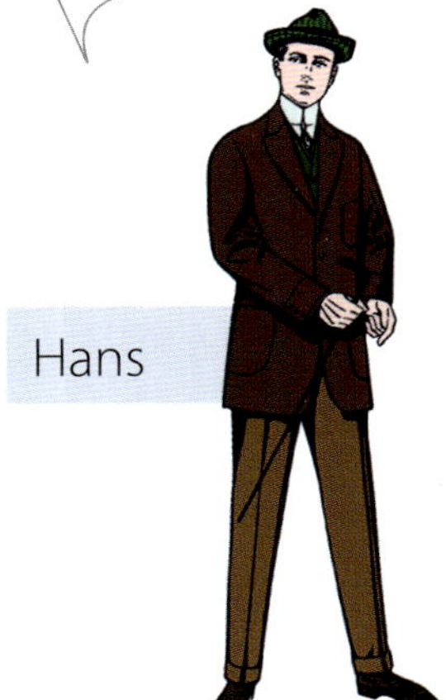

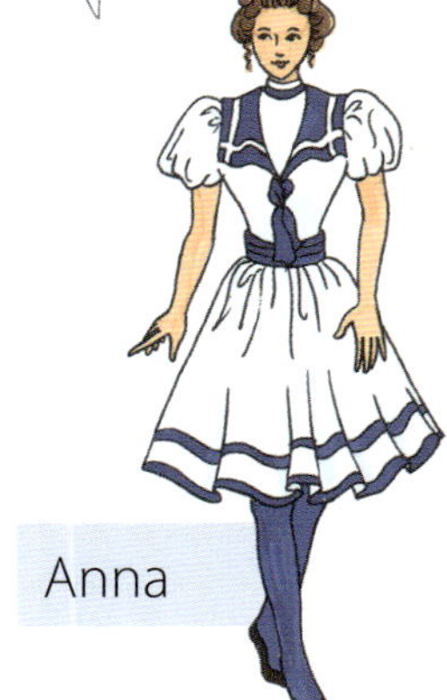

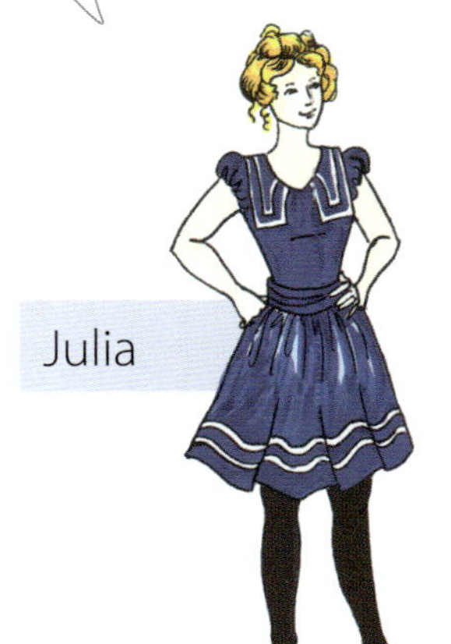

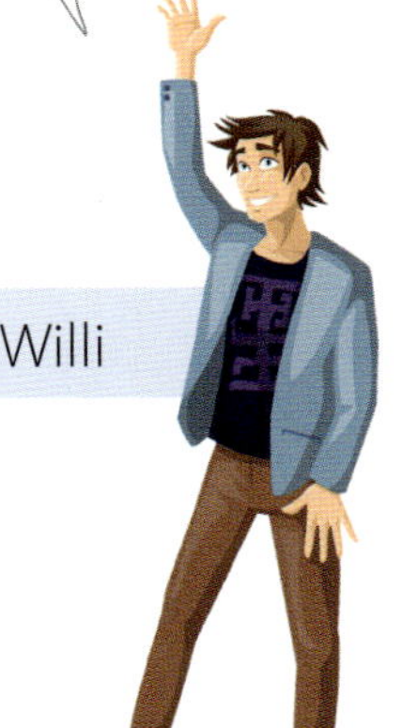

Tipp: Die KL schreibt die Aussagen an die Tafel oder verteilt die Rollen an TN.

Ergänzen Sie die Reime

■ / ■■

12

Die KL liest das folgende Gedicht von August Heinrich Hoffmann von Fallersleben (1798-1874) vor, die TN ergänzen die Reime.

Uns wird noch größere Freude gewährt
als euch mit Kreisel und Schaukel-… pferd.
Wir halten nach der Alten löblichem Brauch
das Schützenfest … auch.
Wir ziehen mit Trommel und Pfeifenklang
den Weg zum Schützenhaus … entlang
und schießen zu unserm Zeitvertreibe
mit der Armbrust nach der Königs-… scheibe.
Dann ist ein Leben, eine Lust,
wenn wir singen aus voller … Brust:

Lasst uns lustig sein und singen,
lasst uns tanzen, lasst uns … springen!
Denn das größte Fest im Jahr
ist das Schützenfest für-… wahr.
Heißassa juchheißa!

Ebenso als wie die Alten
wollen wir's auch heute … halten.
Unser Hauptmann zieht voran
und wir folgen Mann für … Mann.
Heißassa juchheißa!

Sind wir dann am Schützenplane,
schwenkt der Fähnrich seine … Fahne,
ruft der Hauptmann: aufmarschiert!
und die Armbrust … präsentiert!
Heißassa juchheißa!

Und dann geht es unverdrossen,
's wird gespannt, gezielt, … geschossen.
Schützenkönig wird alsdann,
wer am besten treffen … kann.
Heißassa juchheißa!

Und die Trommel wird gerühret
und der König einge-… führet,
unser Hauptmann zieht voran
und wir folgen Mann für … Mann.
Heißassa juchheißa!

13

Eine Würfelgeschichte

Zum Thema passend werden sechs Begriffe genannt oder gemeinsam erarbeitet, die dann jeweils einer Augenzahl des Würfels zugeordnet werden. Reihum wird gewürfelt. Das zum Zahlenwert gehörende Wort oder ein dazu passender Begriff wird jeweils in eine fortlaufende Geschichte eingebaut. Diese wird so lange weitererzählt, bis alle Begriffe genannt sind.

Beispiel: 1 = Schützenkönig 2 = Wetter 3 = Kleidung
4 = Festzug 5 = Kleidung 6 = Essen & Trinken

Beispiel:

TN	Würfel-augen	
1	2	Heute Morgen wachte ich bei strahlendem Sonnenschein auf.
2	2	Am Himmel waren nur vereinzelte Schäfchenwolken zu sehen.
3	6	Ich freute mich schon auf ein leckeres Steak und ein Glas Bier …
4	...	...

Gedicht zum Abschluss (KV)

■ / ■■

14

Die Gedichte von Herrmann Löns und Felix Dahn (KV S. 26) zeigen, welch lange Tradition Schützenfeste haben und dass diese regionale Brauchtumspflege für die Bevölkerung schon immer von großer Bedeutung war. Die KL kann zum Abschluss eines der Gedichte vorlesen.

Schützenfest
Na, Kinder, habt ihr auch Moneten?
Denn morgen ist ja Schützenfest,
manch runder Taler geht dann flöten,
manch Zwanzigmarkstück kriegt den Rest.

Wer brav gespart im Monat Juni,
für den jetzt schöne Tage blühn;
wer nicht, der muss mit Uhr und Mantel
zum städtischen Versatzamt ziehn.

Denn hingehn tun wir ja doch alle,
sagt man vorher auch: „Ich geh nicht hin!"
Auf einmal ist man auf dem Platze
und in dem dicksten Trubel drin.

Und ist man heute dagewesen,
dann ist man morgen wieder da,
und übermorgen ist es grad' so,
du lieber Gott, das kennt man ja!
Herrmann Löns (1866 – 1914)

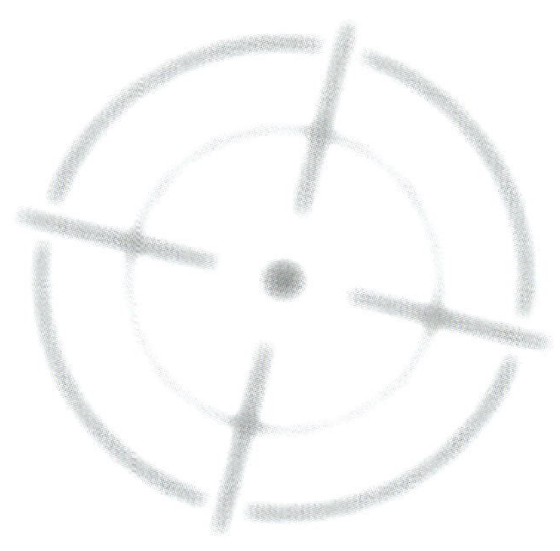

Zum deutschen Schützenfest in Straßburg
Vielgeschick, ruh'ge Hand,
klaren Blick, festen Stand,
brauchen sie, die Schützen: –
kann auch Andern nützen!

Wer sagt, dass er noch nie hat fehl getroffen, –
dass der nicht lügt, – wir wollen's hoffen!

Wohlauf nun, meine Bayern,
lasst nicht die Stutzen feiern!
Ihr trefft die Gems im Sprung,
ihr trefft den Aar im Schwung: –
ihr werdet auf den Scheiben
nicht hinter den Andern bleiben!

Felix Dahn (1834 – 1912)

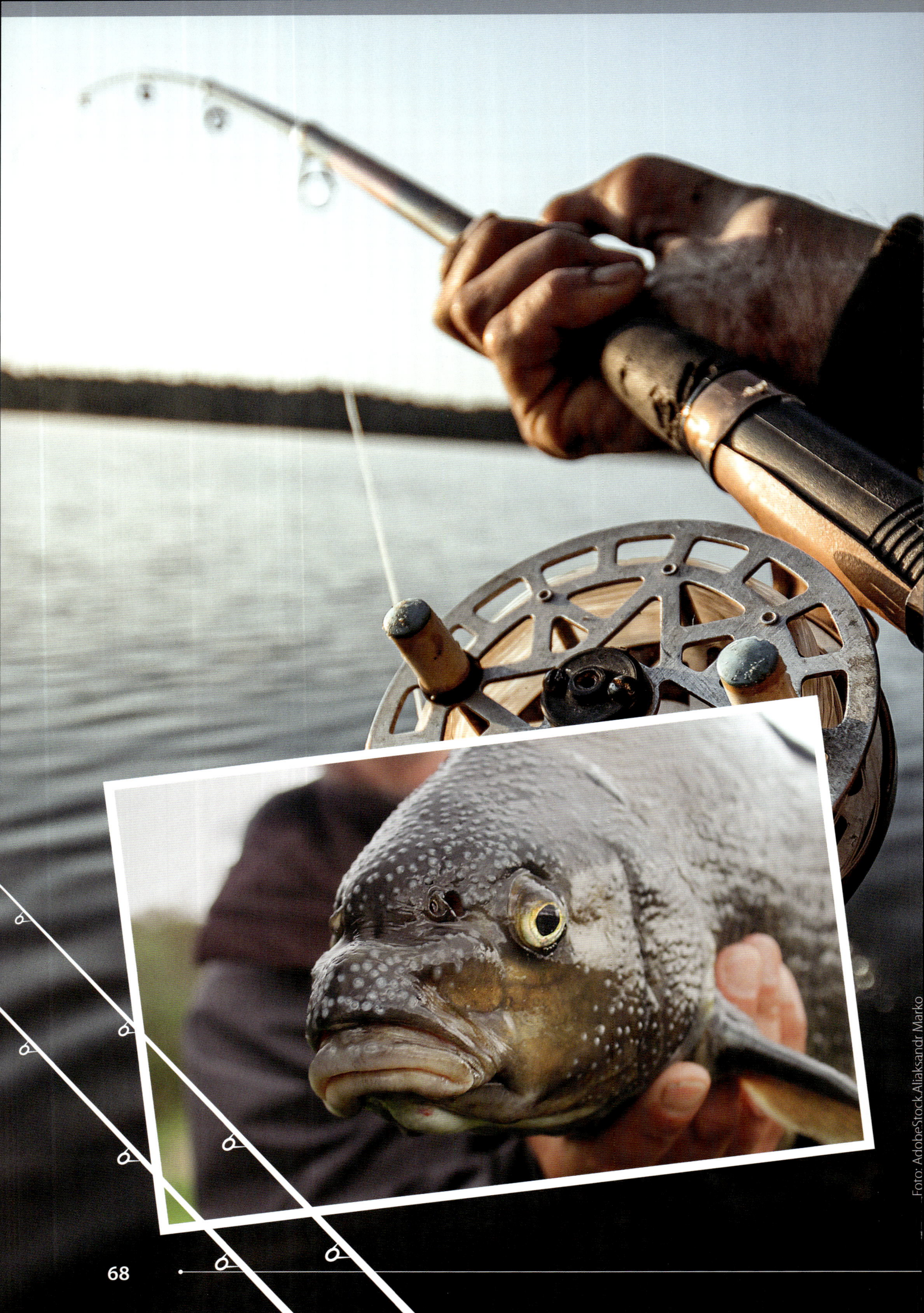

Foto: AdobeStock Aliaksandr Marko

Petri Heil!

Männer und Angelsport

Mögliches Stundenraster

Zeit	Inhalte	Ziele	Medien
5	1. Hinführen zum Thema: Rätsel	Einstimmung	
10	2. Wortsammlung	Wortfindung, LZG	Tafel
5	3. Redensarten ergänzen	Wortfindung, LZG	
10	4. Bewegungsübungen	Bewegung, Koordination	Material s. Übung
8	5. Begriffe gesucht	Wortfindung	
8	6. Welche Fische sind das?	Wahrnehmung, LZG	KV
5	7. Zungenbrecher	Konzentration	
3	8. Gedicht	Entspannung	
5	9. Kleines Angler-Quiz	Kristalline Intelligenz, LZG	
8	10. Scherzfragen	Denkflexibilität	
10	11. Teekessel aus der Welt der Angler	Denkflexibilität	
10	12. Legespiel	Visuelle Wahrnehmung	KV
10	13. Wettangeln	Bewegung, Rechnen	Material s. Übung
8	14. Bilderrätsel	Wortfindung	KV
5	15. Lied	Ausklang	KV

Tischdekoration

Alles, was mit dem Thema „Angelsport" zu tun hat (bildlich oder gegenständlich), z. B. unterschiedliche Köder aller Art, diverses Angelzubehör, Bilder von Fischen usw.

Hinführen zum Thema

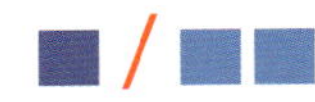

1

Einige Worträtsel aus alter Zeit

Nun sage, wer kann:
Wie heißt dieser Mann,
so er verschwindet,
nur Fisch sich findet?
(Volksgut)

Lösung: Der Fischer

Sagt, wie das stimmt:
Die erste schwimmt,
die andre läuft,
das Ganze steift.
(Theodor Fechner, 1801 – 1887)

Lösung:
Fisch + Bein = Fischbein

Keinbein lag auf Einbein,
Zweibein saß auf Dreibein,
Vierbein ging auch nicht leer aus.
(Theophil Bittkow, 1813 – 1880)

Lösung: Ein Fisch auf einem kleinen Tisch mit einem Standbein; ein Mensch vor dem Tisch auf einem Hocker (und die Katze bekommt die Gräten).

Wortsammlung: Zusammengesetzte Hauptwörter mit „FISCH"

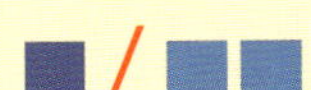

2

An der Tafel werden zusammengesetzte Begriffe genannt, die immer mit dem Wort „Fisch" a) beginnen oder b) enden.

Lösungsmöglichkeiten:

a. Fischöl, Fischauge, Fischsuppe, Fischfang, Fischer, Fischernetz, Fischfilet, Fischereigenossenschaft, Fischfrikadelle, Fischrestaurant, Fischbrötchen, Fischkutter, Fischmarkt ...

b. Haifisch, Maifisch, Goldfisch, Thunfisch, Köderfisch, Schwertfisch, Räucherfisch, Tintenfisch ...

Gesprächsanregungen: Haben Sie schon einmal geangelt? Wo war das – in heimischen Gewässern oder sind Sie zum Hochseeangeln gefahren? Erzählen Sie!
Haben Sie einen Angelschein? Welches Wissen wird in der Prüfung abgefragt?
Waren oder sind Sie Mitglied in einem Angelverein?
Welcher war Ihr größter Fisch?
Welche unterschiedlichen Köder verwendet man für die verschiedenen Fischarten?
Welche lustige Geschichte haben Sie beim Angeln erlebt?

Ergänzen Sie die Redensarten ■ / ■■ 3

Butter bei die … Fische!
Der Gast ist wie der Fisch, er bleibt nicht lange … frisch.
Fische und Gäste stinken nach drei … Tagen.
Er ist gesund wie ein Fisch im … Wasser.
Er fühlt sich wie ein Fisch auf dem … Trockenen.
Er ist stumm wie ein … Fisch.
Weder Fisch noch … Fleisch.
Der Köder muss dem Fisch schmecken, nicht dem … Angler.
Kommt der Wind aus Osten, Angler, lass den Haken … rosten.
Kommt der Wind aus Westen, beißt der Fisch am … besten.

Tipp: Es bietet sich an, über die Bedeutung der Redensarten zu sprechen.

Bewegungsübungen ■ / ■■ 4

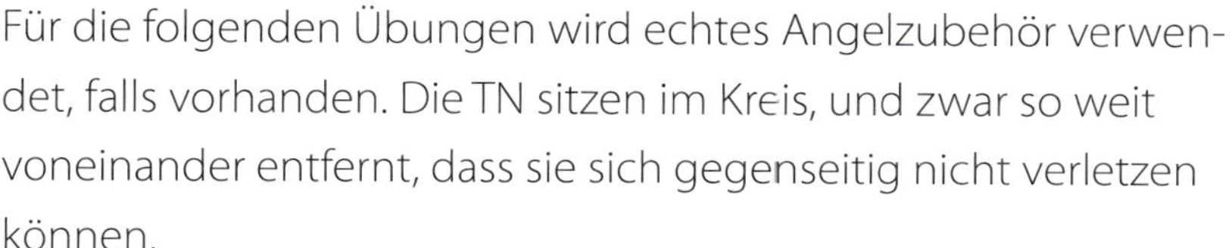

Für die folgenden Übungen wird echtes Angelzubehör verwendet, falls vorhanden. Die TN sitzen im Kreis, und zwar so weit voneinander entfernt, dass sie sich gegenseitig nicht verletzen können.

Angel auswerfen: Für diese Übung wird eine richtige Angel benötigt. Wer kann die Angel am weitesten auswerfen? Bitte Vorsicht beim Auswerfen, damit niemand getroffen wird.

Fliegende Fische fangen: Mit einem Kescher fangen die TN Bälle (z. B. Tischtennisbälle), die von anderen TN in ihre Richtung geworfen werden.

Robben füttern: Ein Eimer steht in der Mitte – das ist die Behausung unserer Robbe „Robbi". Jeder TN kann mit drei Kirschsteinsäckchen (= Fische) auf den Eimer zielen, um Robbi zu füttern. Für jeden Treffer gibt es einen Punkt.

Tipp: Eine Angel lässt sich herstellen, indem man eine Schnur an einem Stock befestigt und das Ende leicht beschwert. Als Käscher kann ein kleiner Karton dienen.

5 Begriffe gesucht

Welche Begriffe werden hier gesucht? Alle haben mit dem Thema „Fische" zu tun.

a) Übertriebene oder erfundene Erzählung eines Anglers über einen besonderen Fang .... Anglerlatein

b) Ein Muster oder Ornament, das sich an der Anordnung eines Rückgrats mit Gräten orientiert und seit prähistorischer Zeit bekannt ist .... Fischgrät(en)muster

c) Sonntägliche Touristenattraktion im Hamburger Stadtteil Altona .... Fischmarkt

d) Gereinigter und gesalzener Rogen (Eier) von verschiedenen Stör-Arten .... Kaviar

e) Aufgerollter saurer Hering mit Gewürzgurke und Zwiebelringen .... Rollmops

Tipp: Die TN haben hier die Gelegenheit, eigene Erlebnisse zu erzählen.

6 Welche Fische sind hier abgebildet? (KV)

Die TN überlegen, wie die Fische heißen.

Lösungen zur Kopiervorlage auf S. 27:

1. Scholle (oder Goldbutt)
2. Aal
3. Goldfisch
4. Forelle
5. Hering
6. Rotbarsch

7 Zungenbrecher

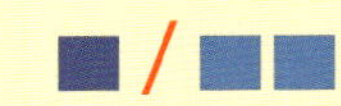

Ein Zungenbrecher ist eine bestimmte Wortfolge, deren schnelle, wiederholte Aussprache selbst Muttersprachlern schwerfällt. Einige Zungenbrecher sind schwierig und erfordern deshalb eine höhere Konzentration. Zungenbrecher werden einerseits zur Belustigung aufgesagt, dienen aber andererseits auch professionellen Sprechern wie Fernseh- und Rundfunkmoderatoren als Artikulationsübung.

Wer kann diese Sätze am schnellsten fehlerfrei aufsagen?

- Fischers Fritz fischt frische Fische. Frische Fische fischt Fischers Fritz.
- Mischwasserfischer heißen Mischwasserfischer, weil Mischwasserfischer im Mischwasser Mischwasserfische fischen.
- Auf den sieben Robbenklippen sitzen sieben Robbensippen, die sich in die Rippen stippen, bis sie von den Klippen kippen.

Gedicht

8

Die KL liest das folgende Gedicht von Johann Wolfgang Goethe vor. Die Ballade handelt von einem Fischer, der angelnd am Ufer sitzt, als eine Nixe vor ihm auftaucht und ihn mit Gesang und Worten in die Tiefe lockt.

Die Verse sind besonders älteren Menschen noch aus der Schulzeit sehr bekannt, evtl. können die TN die Reime ergänzen.

Der Fischer

1. Das Wasser rauscht, das Wasser schwoll,
ein Fischer saß daran,
sah nach der Angel ruhevoll,
kühl bis ans Herz hinan.

2. Und wie er sitzt, und wie er lauscht,
teilt sich die Flut empor,
aus dem bewegten Wasser rauscht
ein feuchtes Weib hervor.

3. Sie sang zu ihm, sie sprach zu ihm:
„Was lockst du meine Brut
mit Menschenwitz und Menschenlist
hinauf in Todesglut?

4. Ach wüsstest du, wie's Fischlein ist
so wohlig auf dem Grund,
du stiegst herunter, wie du bist,
und würdest erst gesund.

5. Labt sich die liebe Sonne nicht,
der Mond sich nicht im Meer?
Kehrt wellenatmend ihr Gesicht
nicht doppelt schöner her?

6. Lockt dich der tiefe Himmel nicht,
das feuchtverklärte Blau?
Lockt dich dein eigen Angesicht
nicht her in ew'gen Tau?"

7. Das Wasser rauscht, das Wasser schwoll,
netzt ihm den nackten Fuß;
sein Herz wuchs ihm so sehnsuchtsvoll
wie bei der Liebsten Gruß.

8. Sie sprach zu ihm, sie sang zu ihm,
da war's um ihn gescheh'n:
halb zog sie ihn, halb sank er hin,
und ward nicht mehr geseh'n.

Johann Wolfgang Goethe (1749 – 1832)

Tipp: Dieses Gedicht hat auch Heinz Erhardt (1909 – 1979) sehr bewegt – seine Interpretation eignet sich ebenfalls zum Vorlesen: „Das Meer ist angefüllt mit Wasser und unten ist's besonders tief. ..." Der Text ist urheberrechtlich geschützt, findet sich jedoch auf manchen Internetseiten.

9

Kleines Angler-Quiz

Welche Begriffe werden hier gesucht? Alle haben mit dem Thema „Fische" zu tun.

1. **Den Tatbestand „Fischwilderei" gibt es bundesweit. Welche Strafe droht Anglern, die ohne gültigen Angelschein angetroffen werden?**
   a) Freiheitsstrafe bis zu zwei Jahren oder Geldstrafe
   b) Schnelltest beim Vorsitzenden des Angelvereins
   c) Abgabe des gesamten Angelzubehörs

2. **Welchen Fisch kann man nicht in der Ostsee angeln?**
   a) Hecht b) Forelle c) Goldfisch

3. **Welche der folgenden Angler-Zeitschriften ist nicht auf dem Markt?**
   a) Fisch & Fang b) Schnur & Haken c) Rute & Rolle

4. **Was muss ein Angler beim Angeln pflichtgemäß bei sich haben?**
   a) Unterfangkescher, Hakenlöser, Messer
   b) Unterfangkescher, Maßband, Hakenlöser, Betäuber, Messer
   c) Hakenlöser, Messer, Betäuber

5. **Welches dieser Tiere ist kein Fisch?**
   a) Muräne b) Tintenfisch c) Seepferdchen

6. **Welcher Religion dient der Fisch als Symbol und Erkennungszeichen?**
   a) Judentum b) Hinduismus c) Christentum

Tipp: Lassen Sie die TN, die einen Angelschein haben, Erklärungen abgeben!

10

Scherzfragen

Scherzfragen sind Rätsel, bei denen „um die Ecke denken" gefragt ist. In früheren Zeiten waren sie in geselligen Unterhaltungsrunden nicht wegzudenken. Und wenn die Antwort nicht gleich parat ist – macht nichts: dann werden gemeinsam Vermutungen angestellt und dann wird die Auflösung vorgelesen.

1. Welchen Spruch hört der Hai am liebsten? (Mann über Bord!)
2. Warum haben Fische keine Haare? (Weil sie Schuppen haben.)
3. Warum haben Fische Schuppen? (Damit sie ihre Fahrräder unterstellen können.)
4. Was sollten Fische nie benutzen? (Antischuppenshampoo)
5. Welcher Ring ist nicht rund? (Der Hering)
6. Auf welcher Waage kann man keinen Fisch wiegen? (Auf der Wasserwaage)
7. Welcher Fisch ist der höflichste? (Der Bückling)

Teekesselchen aus der Welt der Angler 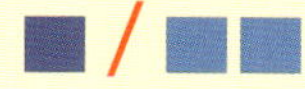 11

Welche unterschiedlichen Bedeutungen gibt es für:

1. **Schuppen** – Bestandteil der Körperhülle bei Fischen, Kopfschuppen, einfacher Bau als Abstellplatz oder Lagerraum
2. **Bückling** – Geräucherter Hering, altmodisch für Verbeugung
3. **Hering** – Fischart, Befestigungselement beim Zeltbau
4. **Angel** – Fischfanggerät, Aufhängung einer Tür
5. **Fische** – Im Wasser lebende Wirbeltiere, Sternbild, Tierkreiszeichen (19. Februar – 20. März)
6. **Muschel** – Weichtier, Ohrmuschel
7. **Scholle** – Ein Plattfisch, ein zusammenhängendes Stück Ackerboden
8. **Schwimmer** – Auftriebskörper an einer Angelschnur, Schwimmsportler, Ventilsteuerung im Spülungskasten
9. **Rute** – Ein Gerät für den Fischfang, ein dünner biegsamer Zweig, Schwanz von Hunden in der Jägersprache, Wünschelrute
10. **Blinker** – Ein Köder beim Fischen mit der Angel, Anzeiger der Fahrtrichtung im Straßenverkehr
11. **Flossen** – Anatomisches Gebilde bei Fischen, Schwimmhilfe
12. **Rolle** – Element zum Aufwickeln oder Aufspulen der Angelschnur, Turnübung, Theaterrolle, abgepackter Stapel von Münzen
13. **Haken** – Bestandteil zur Befestigung des Angelköders, Schlagtechnik im Boxen
14. **Netz** – Fischernetz, Verkehrsnetz, Schienennetz, Stromnetz

Legespiel: Fisch-Tangram (KV) 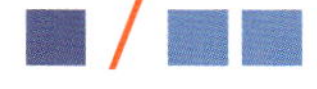 12

Vorbereitungen: Die Tangram-Formen nach der Vorgabe auf Abb. 1 auf festes Papier zeichnen oder die Tangram-Vorlage auf der Kopiervorlage (KV S. 28) vergrößert auf festes Papier kopieren und die Formen ausschneiden. Für jeden TN sollte ein Tangram vorhanden sein.

Durchführung: Jeder TN bekommt die sieben Tangram-Formen und legt daraus einen Fisch (Beispiele: Abb. 2 und 3). Es müssen nicht alle Formen verwendet werden.

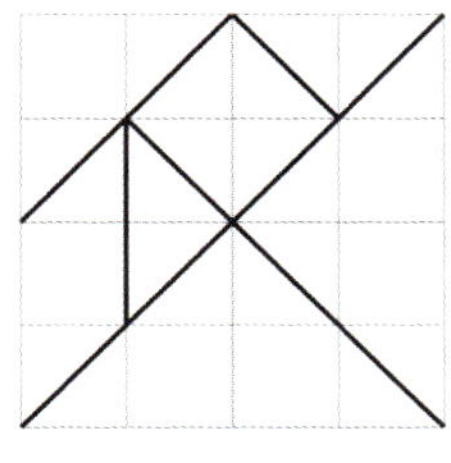

Abb. 1

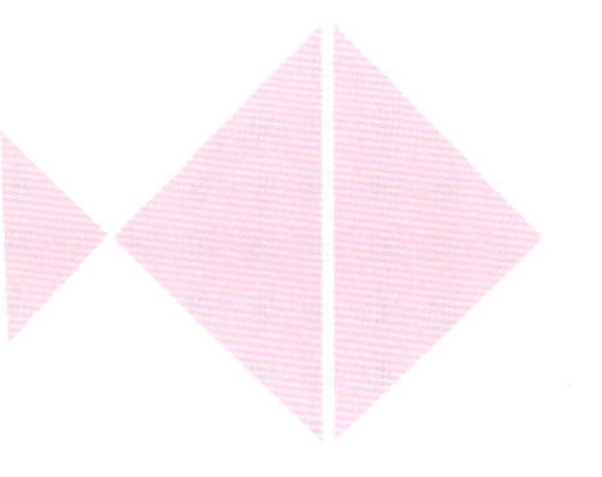

Abb. 2

Abb. 3

Wettangeln

13

Vorbereitungen: Aus Karton werden zahlreiche Fische ausgeschnitten, durch deren Kopf ein dünner Drahtring oder eine Büroklammer gezogen wird. Als Vorlage können auch die Abbildungen auf der KV dienen. Auf die Fische werden Bewertungspunkte geschrieben, z. B. kann der Goldfisch einen Punkt, der Hering drei Punkte und die Scholle fünf Punkte zählen. Die Angel besteht aus einem längeren Stab mit einem Faden, an dessen Ende ein Magnet befestigt wird. Als Aquarium dient ein Karton oder ein Eimer.

Durchführung: Die TN sitzen so, dass sie nicht in das „Aquarium" hineinschauen können. In jeder Runde dürfen alle TN einmal angeln. Nach Ablauf einer vorher festgesetzten Anzahl an Runden zählen die TN ihre „erangelten" Punkte zusammen. Der beste Angler ist derjenige mit den meisten Punkten.

Bilderrätsel (KV)

14

Welche Begriffe sind hier gemeint? Sie setzen sich jeweils aus einem Bild und dem Begriff in der Mitte zusammen.

Lösungen zur Kopiervorlage auf S. 29:
Aufgabe 1: **Sägefisch – Schwertfisch – Stockfisch – Kugelfisch – Zebrafisch**
Aufgabe 2: **Seegurke – Seelöwe – Seeteufel – Seepferdchen – Seestern**

Tipp: Es bietet sich an, über die Begriffe zu sprechen. Teilweise verrät der Name, was das Besondere am Aussehen einiger Tiere ist. Beim Stockfisch handelt es sich um durch Trocknung haltbar gemachten Fisch. Die Seegurken sind Stachelhäuter und mit den Seesternen und Seeigeln eng verwandt. Seelöwen gehören zur Familie der Ohrenrobben. Seepferdchen gehören zu den Fischen und kommen in den gemäßigt temperierten Meeren um Südaustralien und Neuseeland vor.

Lied zum Abschluss (KV)

■ / ■■

15

Zum Abschluss kann das volkstümliche Scherzlied „In einen Harung* jung und stramm" (KV S. 30) gesungen werden.

In einen Harung, jung und stramm

1. In einen Harung, jung und stramm,
zwo, drei, vier, hm-tata, tirallala,
der auf dem Meeresgrunde schwamm,
zwo, drei, vier, hm-tata, tirallala,
|:verliebte sich, o Wunder,
ne olle Flunder, ne olle Flunder.:|

2. Der Harung sprach: Du bist verrückt,
zwo, drei, vier, hm-tata, tirallala,
du bist mir viel zu plattgedrückt.
zwo, drei, vier, hm-tata, tirallala,
|:Rutsch mir den Buckel runter,
du olle Flunder, du olle Flunder!:|

3. Da schwamm die Flunder bis zum Grund,
zwo, drei, vier, hm-tata, tirallala,
wo sie nen goldnen Rubel fund,
zwo, drei, vier, hm-tata, tirallala,
|:ein Goldstück von zehn Rubel,
o welcher Jubel, o welcher Jubel!:|

4. Da war die olle Flunder reich,
zwo, drei, vier, hm-tata, tirallala,
da nahm der Harung sie sogleich;
zwo, drei, vier, hm-tata, tirallala,
|:denn so ein alter Harung,
der hat Erfahrung, der hat Erfahrung.:|

5. Und die Moral von der Geschicht:
zwo, drei, vier, hm-tata, tirallala,
verlieb dich in 'nen Harung nicht;
zwo, drei, vier, hm-tata, tirallala,
|:denn so ein alter Harung,
der hat Erfahrung, der hat Erfahrung.:|

Volkstümliches Scherzlied
*Anmerkung: *Harung = Hering*

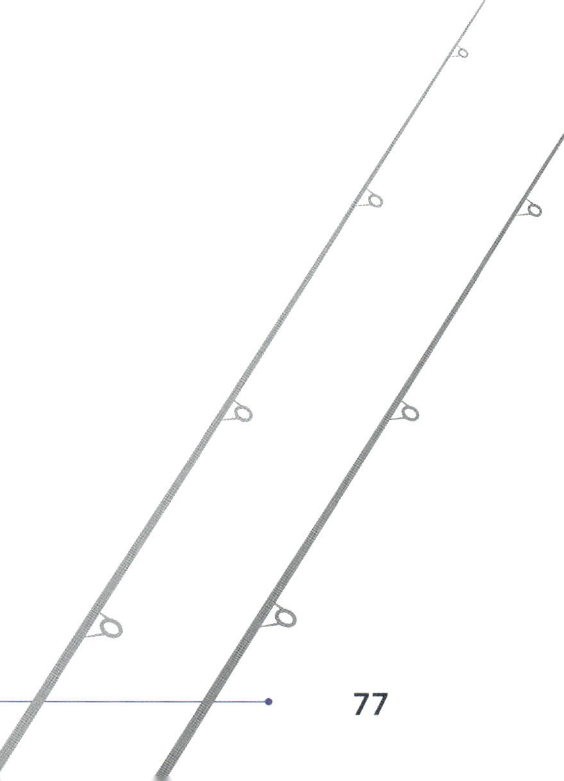

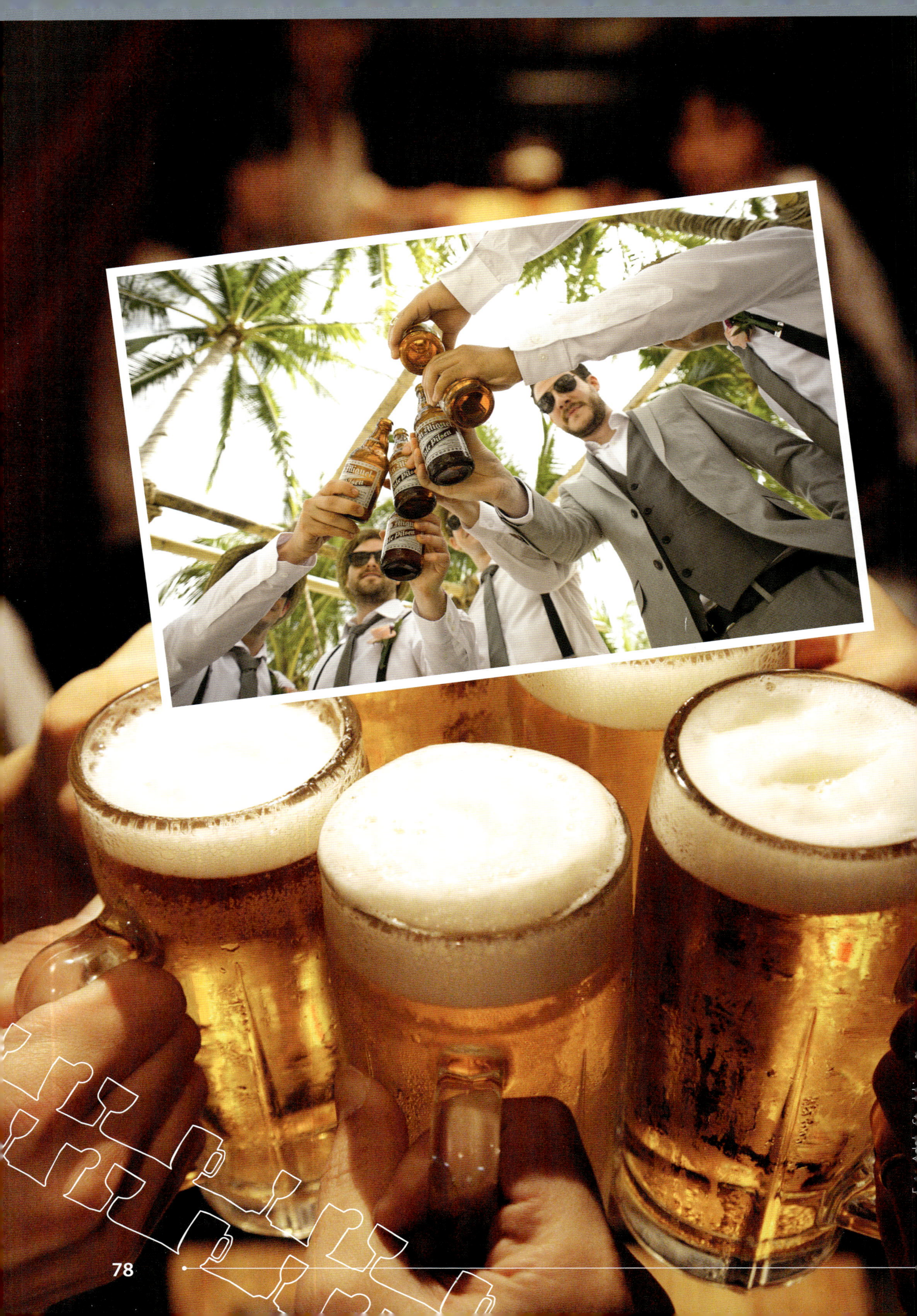

Ein Prosit der Gemütlichkeit

Männer unter sich

Mögliches Stundenraster

Zeit	Inhalte	Ziele	Medien
3	1. Hinführen zum Thema: Rätsel	Einstimmung	
15	2. Wortsammlung und Gespräch	Wortfindung	Tafel
8	3. Unterwegs mit den Kumpels	Denkflexibilität	
5	4. Redensarten und Trinksprüche	Wortfindung, LZG	
10	5. Männerausflug am Vatertag	Denkflexibilität, Wortfindung	KV
8	6. Bewegungsübung	Bewegung, Koordination	
15	7. Kneipen-Quiz	Denkflexibilität, LZG	
10	8. Würfelspiel	Assoziatives Denken	KV, Würfel
10	9. Worträtsel für Männer	Wortfindung, KZG	Tafel oder KV
10	10. Biografische Gesprächsrunde	Formulieren	
5	11. Gedicht	Entspannung	
10	12. Männer-Stammtisch	Wortfindung	Kronkorken-ABC
10	13. Eine Runde Zocken	Konzentration, Wahrnehmung	Skat-Karten
2	14. Lied	Ausklang	KV

Tischdekoration

Alles, was mit dem Thema „gemütlicher Männerabend" zu tun hat (bildlich oder gegenständlich), z. B. diverse Biersorten, Biergläser, Skatkarten, Würfelbecher usw.

Hinführen zum Thema

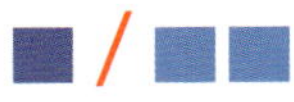

1

Rätselgedicht von Otto Sutermeister (1832 – 1901)

Lerchen, Krieger, Frauen
tragen's auf dem Kopf;
oft auch lässt sich's schauen
auf dem Bier im Topf.

Lösung: Haube (1. Kopfbedeckung, 2. Schaum auf dem Bierglas)

Wortsammlung: Zusammengesetzte Hauptwörter mit „BIER"

2

An der Tafel werden zusammengesetzte Begriffe gesammelt, die jeweils mit dem Wort „Bier" a) beginnen oder b) enden.

Lösungsmöglichkeiten:

a) Bierbauch, Bierchen, Bierdose, Bierglas, Bierkrug, Bierseidel, Bierernst, Bierkrug, Bierwagen, Biersuppe, Bierwurst, Bierschinken, Bierpreis …

b) Fassbier, Altbier, Bockbier, Starkbier, Weizenbier, Freibier …

Kennen Sie lustige Umschreibungen für Bier?
Beispiele: *Hopfenkaltschale, Männer-Mineralwasser, Männerhandtasche (= Sixpack), Gerstensaft, „ein kühles Blondes", Männergold …*

Gesprächsanregungen: Es ist sehr wichtig, den Kontakt zu Freunden so gut wie möglich zu halten und diese Freundschaften zu pflegen. Früher gab es die sogenannten „Herrenabende", gesellige interne Veranstaltungen in gehobenem Ambiente als Status der „besseren Gesellschaft". Inzwischen liegt es wieder voll im Trend, etwas gemeinsam mit Gleichgesinnten zu unternehmen.
Haben Sie sich nach Feierabend mit Ihren Arbeitskollegen oder Kumpels getroffen? Genießen Sie es, mit Freunden zu blödeln, zu klönen, ein Bierchen zu trinken? Was würden Sie heute mit Gleichgesinnten unternehmen? Darf es ein Spieleabend sein, eine Kneipentour oder ein Besuch im Fußballstadion?

Unterwegs mit den Kumpels – Einladung zum Männertag

■ / ■■

3

Damit ein Männertag etwas Besonderes wird und regen Zulauf genießt, bekommen die Herren eine ansprechende Einladung. Diese sollte Interesse wecken, ohne gleich das gesamte Tagesprogramm zu verraten. Um welches Programm geht es jeweils bei den folgenden Einladungen? Lesen Sie jeweils ein Motto vor, die TN raten mündlich.

Einladungstexte:	Lösungen:
1. Hopfen und Malz – wir besichtigen die Quelle alles Guten!	Besuch einer Bierbrauerei
2. Holt die alten Lederjacken aus dem Schrank und die Feuerstühle aus der Garage!	Biker-Treff
3. Schon in der Steinzeit waren Fleisch und Feuer die Aufgaben des Mannes – also ran an die Holzkohle und dabei ein kühles Blondes genießen!	Grillen
4. Los, Jungs – lassen wir einfach mal den Rennfahrer im Mann raus und rasen in Richtung Ziellinie!	Rennen auf der Kartbahn
5. Ab 20 Uhr versuchen wir unser Glück mit Chips und Jetons.	Abend im Casino
6. Besonders in den Abendstunden beißen die Fische am besten.	Abendliches Angeltreffen
7. Beim nächsten Treff gibt es Re und Kontra mit Pik, Kreuz Herz und Karo auf der Hand.	Skatrunde
8. Gemeinsam werden wir Männer lernen, wie man einen Gaumenschmaus frisch zubereitet.	Männerkochkurs

Redensarten und Trinksprüche

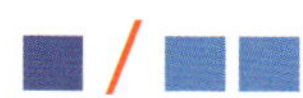

4

Ergänzen Sie:

9. Das ist nicht mein … Bier.
10. Bier auf Wein, das …. lass sein.
11. Zwischen Leber und Milz passt immer noch … ein Pils.
12. Hopfen und Malz – Gott … erhalt´s!
13. Auch Wasser wird zum edlen Tropfen, mischt man es mit Malz und … Hopfen.
14. Hätt' Adam deutsches Bier besessen, hätt' er den Apfel nie … gegessen.
15. Fängst Du mittags an zu saufen, kannst Du abends nicht mehr … laufen.
16. Heinz Erhard: „Nur Wasser trinkt der Vierbeiner, der Mensch findet's … Bier feiner".

Männerausflug am Vatertag (KV)

In der folgenden Geschichte kommen immer wieder echte Anagramme vor, die es zu finden gilt. Beim echten Anagramm werden die Buchstaben eines Wortes so umgestellt, dass sie ein neues Wort ergeben. Beispiel: RESI isst gerne REIS.

Lösungen zur Kopiervorlage auf S. 31:

Im vorigen Jahr diskutierten wir in unserer Männergruppe – Peter, Rolf, Herbert und ich – über ein interessantes Ausflugsziel für den Vatertag. Peter schlug vor, eine Runde Golf zu spielen. Wir anderen waren dagegen, denn nicht jeder GOLFER hat auf dem Platz viel _ _ _ _ _ _ . [ERFOLG] Letztlich entschieden wir uns für einen Angelausflug an den nahegelegenen Fluss. Gesagt – getan! Die Angeln und Zubehör wurden eingepackt, dazu noch einige Flaschen BIER und leckeren _ _ _ _ . [BRIE] Am Flussufer wurde eine Stelle ausgeguckt, wo wir uns niederließen. Plötzlich sahen wir eine Gruppe Pfadfinder auf uns zukommen. Sie hatten sich verabredet, um die NATUR vom _ _ _ _ _ zu befreien. [UNRAT] Höflich fragten die jungen Leute an: „Können Sie uns bitte den Weg zu den WIESEN _ _ _ _ _ _?" [WEISEN]
Ausnahmsweise erlaubten wir ihnen, ihre Zelte aufzubauen und am Fluss zu LAGERN, mit der Mahnung, uns _ _ _ _ _ _ nicht zu stören. [ANGLER] Plötzlich rief Herbert: „Ich glaube, ich habe einen ganz dicken Fisch!" Doch leider hatte er keinen Fisch an der ANGEL, sondern nur ein riesiges tropfendes Büschel _ _ _ _ _. [ALGEN] Naja, wer die Angel so SCHIEF hält, fängt vielleicht nicht nur _ _ _ _ _. [FISCHE] Zum Trost luden die Pfadfinder uns zum Grillen ein. Natürlich freuten wir uns, denn nur ein ASKET lehnt ein saftiges _ _ _ _ _ ab. [STEAK] Sie boten uns zum Fleisch auch Brötchen an. Leider schmeckten diese nicht nach MEHL, sondern nach _ _ _ _! [LEHM] Da jeder von uns Messer und GABEL dabeihatte, konnten wir den _ _ _ _ _ auch ohne Brötchen essen. [BELAG] Plötzlich hörten wir von NORDEN her gewaltigen _ _ _ _ _ _! [DONNER] Wir packten schnellstens unsere Siebensachen, bedankten uns bei den Pfadfindern und machten uns auf die Socken ins Vereinsheim. Dort angekommen ging es noch schnell unter die BRAUSE, dann fühlten wir uns gleich wieder frisch und _ _ _ _ _ _! [SAUBER] Nach diesem Tag voller SPORT – Angeln gehört ja auch dazu – wurden die restlichen Bierflaschen geöffnet und dann hieß es: _ _ _ _ _! [PROST]

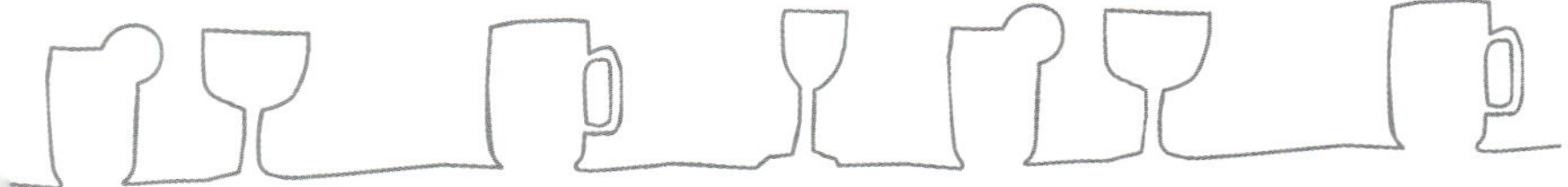

Bewegungsübung 6

Bewegungsübungen mit der „Acht"

Wir malen die Acht mit einzelnen Körperteilen:

- Die Arme sind ausgestreckt. Mit der rechten Hand, mit der linken Hand, dann mit beiden Händen zugleich eine Acht zeichnen.
- Die Arme werden wieder an den Körper herangezogen. Mit der rechten Schulter, mit der linken Schulter, mit beiden Schultern zugleich eine Acht zeichnen.
- Mit dem Brustkorb eine liegende Acht zeichnen.
- Die Beine strecken. Mit dem rechten Bein, dann mit dem linken Bein eine Acht zeichnen.
- Die Beine strecken. Mit dem rechten Fuß, dann mit dem linken Fu3 eine Acht zeichnen.

> **Achtung:** Zwischen den einzelnen Übungen die betreffenden Körperteile immer wieder schütteln bzw. lockern.

Kneipen-Quiz 7

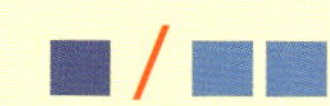

Das Kneipen-Quiz ist eine inzwischen auch hierzulande verbreitete Tradition, die ursprünglich aus Irland und Schottland stammt. Ein Quizmaster arbeitet die Fragen aus, die nicht zu leicht sind, aber trotzdem durch Diskussion in der Gruppe gelöst werden können. Zwei Teams können auch hier gegeneinander antreten. Für jede richtig beantwortete Frage gibt es einen Punkt. Die Gruppe, die am meisten Punkte gesammelt hat, ist das Siegerteam.

Folgende Quizfragen aus diesem Buch bieten sich an:

Rubrik	Übung	Seite
Auto	Kleines Auto-Quiz	S. 16
Beruf	Handwerker-Quiz	S. 25
Hobby	Typische Männer-Hobbys	S. 40
	Gemeinsamkeiten	S. 42
Fußball	Fußball von A – Z	S. 48
	Gleicher Anfang	S. 52
Fischen	Angler-Quiz	S. 74
	Angler-Teekesselchen	S. 75
Sport	Sport-Quiz	S. 94
Technik	Kleines Technik-Quiz	S. 108

8 Würfelspiel (KV)

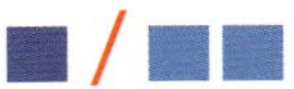

Jeder TN erhält ein Blatt mit den Vorgaben (siehe Kopiervorlage S. 32). Es wird reihum mit zwei Würfeln gespielt.

Beispiel: Würfelt ein Mitspieler eine zwei und eine drei, kann er sich aussuchen, aus welcher Achse er die jeweiligen Zahlen auswählt. In diesem Fall sind die Kombinationen klein und flüssig oder hart und groß möglich. Der Spieler soll nun einen Gegenstand nennen, den er mit den gewählten Adjektiven in Verbindung bringt. Das könnten im genannten Beispiel „ein Gläschen Korn“ (klein und flüssig) oder „ein Boxsack“ (hart und groß) sein.

Variante: Zusätzlich kommt ein Farbwürfel ins Spiel, der als drittes Kriterium die Farbe vorgibt!

9 Worträtsel für Männer unter sich (KV)

Jedem Buchstaben des folgenden Wortes ist eine Zahl zugeordnet. Nun ist es ganz leicht, die gesuchten Begriffe herauszufinden. Die Übung kann gemeinsam an der Tafel gelöst werden oder als Einzelübung mit der Kopiervorlage auf S. 33.

H	E	R	R	E	N	A	B	E	N	D	E
1	2	3	4	5	6	7	8	9	10	11	12

Womit beschäftigen sich oder worüber reden unsere Männer besonders gerne, wenn sie mal unter sich sind?

Lösungen zur Kopiervorlage auf S. 33:

a.	8	7	4						= Bar
b.	2	1	5						= Ehe
c.	1	7	7	4	12				= Haare
d.	4	5	11	12	6				= Reden
e.	6	7	12	1	2	10			= Nähen (ae = ä)
f.	3	5	8	2	6				= Reben
g.	10	7	3	4	12	6			= Narren
h.	7	4	9	10	12	6			= Arenen
i.	4	7	2	11	5	3			= Räder (ae = ä)
j.	2	3	11	8	12	2	4	5	= Erdbeeren
k.	4	7	11	6	7	8	2	6	= Radnaben
l.	12	4	11	8	2	8	5	10	= Erdbeben

Tipp: Die TN überlegen sich weitere Begriffe aus den vorgegebenen Buchstaben-Zahlen-Kombinationen und nennen die entsprechenden Zahlen. Die anderen sollen die Wörter kombinieren.

Biografische Gesprächsrunde ■ / ■■

10

Tauschen Sie in der Gruppe Erinnerungen aus über Erlebnisse und Erfahrungen rund um „Kneipenkultur".

Mögliche Fragen können sein:

- In welchem Alter waren Sie zum ersten Mal in einer Gaststätte? Wie hieß sie, wo war das? Gibt es sie noch?
- Erinnern Sie sich an den ersten „Frühschoppen"?
- In welchem Alter durfte man in Ihrer Jugendzeit das erste Bier trinken?
- Haben Sie schon einmal in einer Gaststätte gearbeitet?
- Hat sich die Atmosphäre in Kneipen gegenüber früher geändert, z. B. durch das Nichtrauchergesetz?
- Haben Sie sich an speziellen Kneipensportarten beteiligt, z. B. Dart, Billard, Kicker? Gab es spezielle Räume dafür? Kennen Sie noch einige Regeln?
- Domino, Skat … welche anderen typischen Kneipenspiele sind Ihnen bekannt?
- Schauen Sie sich Sportspiele gerne mit anderen Männern in einer Sportsbar an oder lieber im Wohnzimmer zu Hause?

Gedicht: Reime ergänzen ■ / ■■

11

Die KL liest das Gedicht vor, die TN ergänzen die Reime.

Es saßen einstens beieinand
zwei Knaben, Fritz und *Ferdinand*.
Da sprach der Fritz: „Nun gib mal acht,
was ich geträumt *vergangne Nacht*. –
Ich stieg in einen schönen Wagen,
der war mit Gold *beschlagen*.
Zwei Englein spannten sich davor,
die zogen mich zum *Himmelstor*.
Gleich kamst du auch und wolltest mit
und sprängest auf den *Kutschentritt*,
jedoch ein Teufel schwarz und groß,
der nahm dich hinten bei *der Hos'*
und hat dich in die Höll' getragen.
Es war sehr lustig, muss ich *sagen*." –
So hübsch nun dieses Traumgesicht,
dem Ferdinand gefiel es *nicht*.
Schlapp! schlug er Fritzen an das Ohr,
dass er die Zippelmütz' *verlor*.
Der Fritz, der dies verdrießlich fand,
haut wiederum den *Ferdinand*;
und jetzt entsteht ein Handgemenge,
sehr schmerzlich und von großer *Länge*. –
So geht durch wesenlose Träume
gar oft die Freundschaft aus dem *Leime*.

Wilhelm Busch (1832 – 1908)

Tipp: Hier bietet sich ein Gespräch über Freundschaft an: Haben Sie einen „besten Freund"? Was hält besondere Freundschaften zusammen? Wodurch können Freundschaften zerbrechen? Gibt es das – eine rein platonische Freundschaft zwischen Mann und Frau?

12 Männer-Stammtisch

Auf die Unterseite von Kronkorken werden mit einem wasserfesten Stift Buchstaben von A – Z geschrieben, weniger häufig verwendete wie Q, X, Y können ausgelassen werden. Ein Kronkorken wird nun gezogen. Alle nun folgenden Fragen sollen mit Begriffen beantwortet werden, die mit dem ermittelten Buchstaben beginnen. Beim Antworten soll durchaus kreativ gedacht werden.

	Beispiel mit „A“
In welcher Stadt treffen sich unsere Männer?	Augsburg
Wie heißt die Kneipe, in der unser Stammtisch stattfindet?	Adlerschänke
Wie nennt sich die Männergruppe?	Adleraugen
Wie heißt der Wirt?	Anton
Welches alkoholische Getränk spendiert er?	Apfelschnaps
Was trinken diejenigen, die noch mit dem Auto fahren?	Apfelsaft
Welche Stimmung herrscht an diesem Abend?	Ausgelassen
Worüber wird heute gelacht?	Abzählreime
Worüber soll nicht gesprochen werden?	Arbeit
Was wollen sie als nächstes gemeinsam unternehmen?	Angeln

13 Eine Runde Zocken: Herz-König

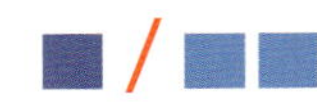

Warum nicht einmal eine Runde Zocken? Kartenspielen schult nicht nur die Aufmerksamkeit und Konzentration, sondern auch die Wahrnehmungsfähigkeit. Als Beispiel wird hier das Spiel „Herz-König“ vorgestellt.

Gespielt wird mit herkömmlichen Skat-Karten – je nach Anzahl der Mitspieler mehrere Sets –, aus denen alle Könige entfernt werden bis auf einen Herz-König. Ziel ist es, den Herz-König als letztes auf der Hand zu behalten.

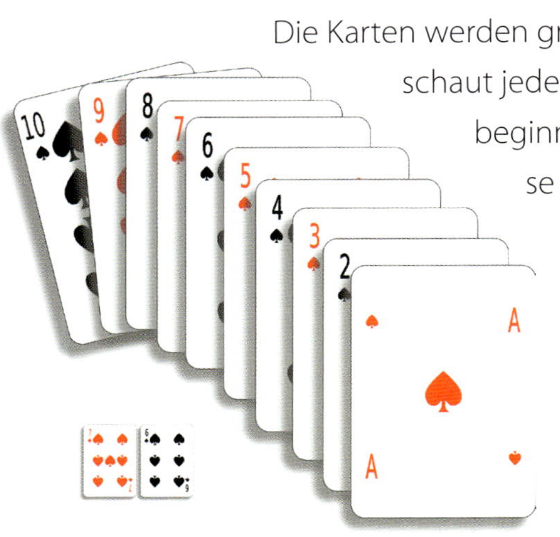

Die Karten werden gründlich gemischt und an die Spieler verteilt. Zunächst schaut jeder nach Kartenpaaren und legt diese vor sich ab. Ein TN beginnt und zieht eine Karte seines rechten Nachbarn. Bildet diese Karte zusammen mit einer eigenen ein Pärchen, darf er diese ablegen, ansonsten bleibt sie auf der Hand. Der linke Sitznachbar macht weiter und zieht eine Karte, so geht es im Uhrzeigersinn reihum. Wer alle Kartenpaare abgelegt hat, spielt nicht mehr mit. Zum Schluss bleibt noch eine Karte übrig – wer den Herz-König noch auf der Hand hat, ist in dieser Runde der Zocker-König.

Lied zum Abschluss (KV)

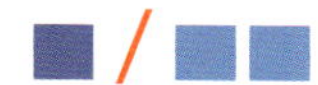

Zum Abschluss kann das volkstümliche Scherzlied „Auf, lasst die Gläser klingen" (KV S. 34) auf die Melodie: „Im Wald und auf der Heide" gesungen werden.

Auf, lasst die Gläser klingen

Auf, lasst die Gläser klingen,
dass es beim muntern Singen
recht hell dazwischen schallt!
Lasst leben, was da lebet
und gute Laune hebet,
dass laut das Echo hallt.
Halli, hallo, halli, hallo,
der Frohsinn gedeihe in unserer Reihe
Halli, hallo, halli, hallo, der Frohsinn lebe hoch!

Wir wissen, dass auf Erden
es nie kann schöner werden
als jetzt zur Jugendzeit.
Drum nützet es recht weise
das Stückchen Erdenreise,
die Jugendherrlichkeit.
Halli, hallo, halli, hallo,
der Frohsinn gedeihe in unserer Reihe
Halli, hallo, halli, hallo, der Frohsinn lebe hoch!

In Liebchens Augensterne,
da schau´n wir ach so gerne,
ihr weihen wir dies Glas.
Wenn auf der Welt nichts bliebe
als ihre Treu und Liebe,
der Himmel wäre das.
Halli, hallo, halli, hallo,
der Frohsinn gedeihe in unserer Reihe
Halli, hallo, halli, hallo, der Frohsinn lebe hoch!

Die Freundschaft bleibt die Kette
hier und an jeder Stätte,
die uns zusammen hält.
Reicht euch die Bruderhände,
bleibt Freunde bis ans Ende
auf dieser schönen Welt.
Halli, hallo, halli, hallo,
der Frohsinn gedeihe in unserer Reihe
Halli, hallo, halli, hallo, der Frohsinn lebe hoch!

Quelle: „Allgemeines Deutsches Kommersbuch" aus dem Jahr 1858

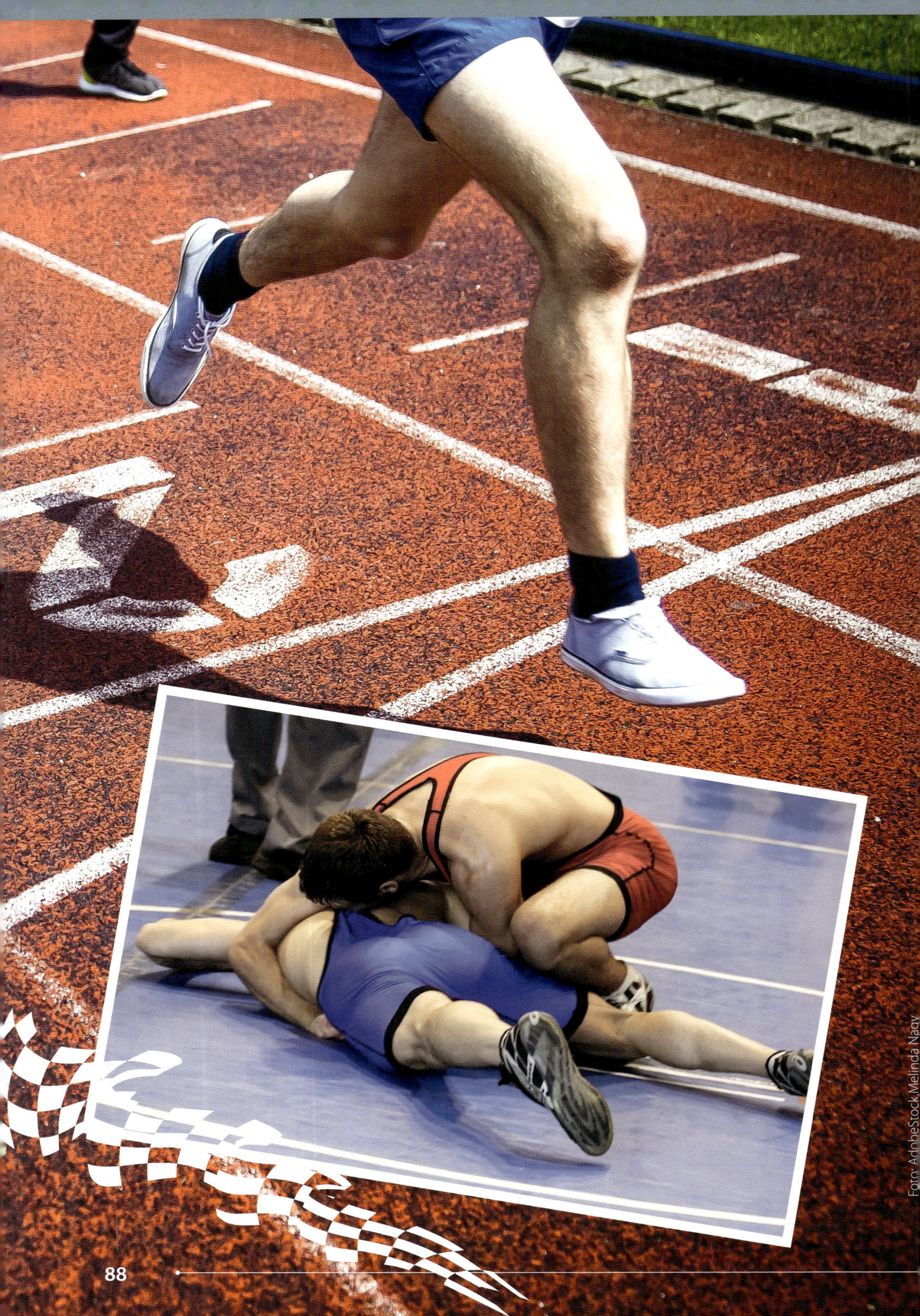
Foto: AdobeStock/Melinda Nagy

Zeit für Rekorde

Männer und Sport

Mögliches Stundenraster

Zeit	Inhalte	Ziele	Medien
5	1. Hinführen zum Thema: Rätsel	Einstimmung	
10	2. Rätselkiste	Denkflexibilität, Wortfindung	Gegenstände
10	3. ABC-Übung	Wortfindung	Tafel
8	4. Rätselhafte Steckbriefe	Assoziatives Denken, LZG	
5	5. Gedicht	Entspannung	
5	6. Olympische Ringe weitergeben	Koordination, Konzentration	Pfeifenputzer-Ringe
10	7. Kleines Sport-Quiz	Kristalline Intelligenz, LZG	
10	8. Würfel-Spaß	Rechnen	Würfel, Papier, Stift
10	9. Piktogramme	Wahrnehmung, LZG	KV
8	10. Bewegungsübung	Bewegung, Entspannung	
10	11. Einladung zum Extremsport	Assoziatives Denken	Tafel
8	12. Wortverdreher	Wahrnehmung, Wortfindung	
5	13. Lied	Ausklang	

Tischdekoration

Alles, was mit dem Thema „Sport“ zu tun hat (bildlich oder gegenständlich), z. B. Federball, Tennisball, Taucherbrille, Dartpfeil, Fotos von Sportlern usw.

1 Hinführen zum Thema

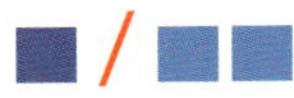

Rätsel

Dies große Fest Jahrtausend überstand,
zum Frieden will es mahnen,
auch wenn es mancher Krieg gebannt.
Ein Bund soll's sein, die Welt zu einen,
drum binden sich in seinen Fahnen
fünf Farben, die die Menschheit meinen.
(Verfasser unbekannt)

Lösung: Die Olympischen Spiele. Die fünf Farben Gelb, Grün, Blau, Schwarz und Rot finden sich in den fünf olympischen Ringen und stehen für die fünf Erdteile.

2 Rätselkiste

In einer Schachtel liegen Gegenstände, die eine doppelte Bedeutung haben – eine hat jeweils mit dem Thema „Sport" zu tun.

Beispiele:

Gegenstand:	**Doppelte Bedeutung:**
Kerze aus Wachs	Turnübung
Schmetterling (aus Papier oder ein Bild)	Schwimmstil
(Finger-)Ring	Kampfarena
(Metall-)Schraube	Sprungstil beim Schwimmsport
(Brief-)Bogen	Bogen zum Schießen
Brücke (z. B. Holzbauklotz)	Turnübung
Polo oder Golf (als Spielzeugauto)	Sportarten
Läufer (kl. Teppich oder Schachfigur)	Sportler
Schwimmer (Angelzubehör)	Sportler
Teil des Fahrplans mit den Abfahrtszeiten	Disziplin im Alpinski
Pass (Ausweis)	Begriff aus dem Fußballsport
(Metall-)Haken	Schlag im Boxsport

Variante 1: Die Gegenstände werden gut sichtbar auf den Tisch gelegt. Die TN raten gemeinsam: Welche doppelten Bedeutungen haben diese Gegenstände? Wie könnte unser Thema lauten?

Variante 2: Jeder TN nimmt sich einen Gegenstand aus der Kiste. Anschließend zeigt jeder sein Teil hoch, gemeinsam wird geraten.

ABC-Übung: Sportarten von A-Z

■ / ■■

Die TN überlegen, welche Sportarten sie kennen. An der Tafel werden sie von A – Z geordnet. **Hinweis**: Extremsportarten sollen hier auch genannt werden!

Lösungsmöglichkeiten:

A Angelsport, American Football, Aerobic, Aikido
B Badminton, Baseball, Basketball, Billard, Bungee Jumping, Boccia, Bodenturnen, Boxen, Bowling, Bergsteigen, Biathlon, Ballett, Bungee Jumping
C Curling
D Dart, Diskuswerfen
E Eisstockschießen, Eishockey, Eiskunstlauf, Eisschnelllauf
F Fechten, Fußball, Fünfkampf
G Golf, Gewichtheben, Gedächtnissport, Gymnastik
H Handball, Hockey, Hip-Hop, Hammerwerfen, Hochsprung
I Inline-Skaten
J Judo, Jagen, Jazzdance, Judo, Jiu-Jitsu
K Karate, Klettern, Kricket, Kegeln, Kung Fu, Kickboxen
L Leichtathletik, Laufen, Lateinamerikanischer Tanz
M Motorsport, Mountainbiking
N Nordic Walking
O Orientierungslauf, Orientalischer Tanz
P Pétanque, Polo, Prellball, Paddeln
Q Qi Ging, Querfeldeinrennen (Rad)
R Radsport, Rugby, Ringen, Rhythmische Sportgymnastik, Rock'n Roll, Rudern, River Rafting
S Schwimmen, Segeln, Skisport, Squash, Snooker, Schach, Speerwerfen
T Taekwondo, Tennis, Tischtennis, Turnen, Tanzen, Trampolinturnen, Triathlon, Tauchen
U Unihoc (Scandinav. Hockey), Unterwasserrugby
V Volleyball, Völkerball
W Wasserball, Wandern, Wassergymnastik, Wrestling, Walking, Waldlauf
X
Y Yoga, Yachting
Z Zehnkampf

Gesprächsanregungen: Gibt es typische Männersportarten? Interessieren Sie sich für Sport? Wenn ja – welche Sportarten sind Ihre Favoriten? Was halten Sie von Fußballspielen am Computer oder Autorennen an der Spielekonsole?

Rätselhafte Steckbriefe: Berühmte Sportler

4

Die KL liest die Steckbriefe berühmter Sportler vor, die TN versuchen, deren Namen ausfindig zu machen!

Steckbrief Nr. 1:

- 1778 wurde ich als Spross einer Pastorenfamilie in einem Dorf in der Mark Brandenburg geboren.
- Meine Schul- und Universitätslaufbahn war nicht mit einem Abschluss gekrönt.
- Ich war Zeit meines Lebens in Geldnot.
- Bekannt und berühmt wurde ich dadurch, dass ich in Berlin die Turnerei populär machte.
- Bereits 1817 gab es 12.000 Turner in 100 Vereinen.
- 1851 starb ich an einer Lungenentzündung.

Lösung: Turnvater Jahn

Steckbrief Nr. 2:

- 1942 wurde ich in Louisville (Kentucky, USA) geboren.
- Mit meinem ersten Boxtraining begann ich im Alter von 12 Jahren vor Wut über mein gestohlenes Fahrrad.
- 1964 trat ich zum Islam über und wurde unter einem anderen Namen berühmt.
- Ich war Weltmeister im Schwergewicht.
- Meine Tochter Laila ist inzwischen in meine Fußstapfen getreten.

Lösung: Muhammad Ali (geboren als Cassius Clay)

Steckbrief Nr. 3:

- 1967 wurde ich als Sohn eines Architekten in einem Ort bei Heidelberg geboren.
- Mein sportliches Vorbild war immer Björn Borg.
- Meinen Wohnsitz verlegte ich schon frühzeitig nach Monaco und brauchte deshalb auch meiner Wehrpflicht nicht nachzukommen.
- 1985 wurde ich der erste deutsche und auch jüngste Wimbledon-Sieger.
- 1999 zog ich mich vom Profi-Sport zurück.
- Trotzdem war immer wieder von meinen Affären und Geldnöten in der Boulevard-Presse zu lesen.

Lösung: Boris Becker

Gedicht: Reime ergänzen

5

Die KL liest das folgende Gedicht von Joachim Ringelnatz (1883 – 1934) vor, die TN ergänzen die Reime.

Ruf zum Sport

Auf, ihr steifen und verdorrten Leute aus Büros,
reißt euch mal zum Wintersporten von den Öfen … los.

Bleiches Volk an Wirtshaustischen, stellt die Gläser fort.
Widme dich dem freien, frischen, frohen Winter-… sport.

Denn er führt ins lodenfreie Gletscherfexlertum
und bedeckt uns nach der Reihe all mit Schnee und … Ruhm.

Doch nicht nur der Sport im Winter, jeder Sport ist plus,
und mit etwas Geist dahinter wird er zum … Genuss.

Sport macht Schwache selbstbewusster, Dicke dünn, und macht
Dünne hinterher robuster, gleichsam über … Nacht.

Sport stärkt Arme, Rumpf und Beine, kürzt die öde Zeit,
und er schützt uns durch Vereine vor der Einsam-… keit.

Nimmt den Lungen die verbrauchte Luft, gibt Appetit;
was uns wieder ins verrauchte treue Wirtshaus … zieht.

Wo man dann die sporttrainierten Muskeln trotzig hebt
und fortan in illustrierten Blättern weiter … lebt.

Olympische Ringe weitergeben

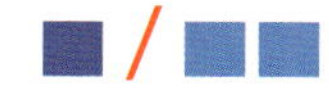

6

Material: Aus Pfeifenputzern wird eine Kette – bestehend aus fünf Ringen – hergestellt. Jedes Kettenglied sollte locker um einen Finger passen.

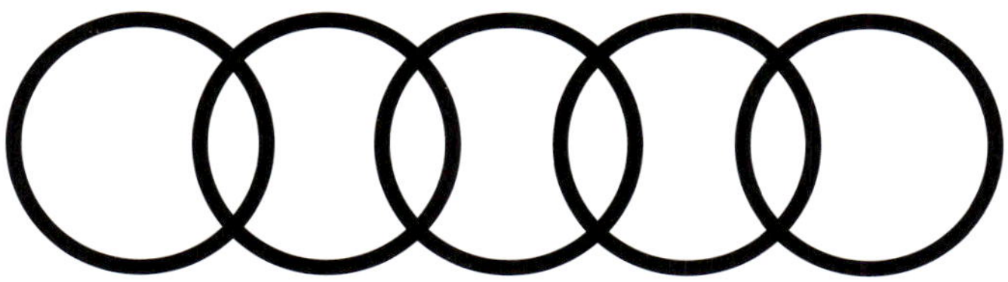

Ein Teilnehmer streift die Ringe über die fünf Finger der Hand und gibt sie an den Sitznachbarn weiter. Die Fingerspitzen der beiden berühren sich, so dass die Kette hinübergleiten kann. Die „Olympischen Ringe" werden so reihum weitergegeben, bis sie wieder beim ersten Teilnehmer ankommen.

Kleines Sport-Quiz

7

Hier können die Teilnehmer ihre Kenntnisse im Bereich „Sport" testen! Zu einer Frage werden drei Lösungen angeboten, von denen eine oder mehrere richtig sind. Die TN entscheiden sich – manchmal sind mehrere Antworten möglich.

1. Warum rasieren sich Radsportler gerne die Beine?

a. Damit sie bei ihren weiblichen Fans bessere Chancen haben!

b. Die Beine können besser massiert werden.

c. Bei Schürfwunden nach Stürzen können die Verbände besser entfernt werden.

Lösung: b) und c) – Außerdem verhindert man Entzündungen dadurch, dass die Haare nicht in die Wunden einwachsen können.

2. Was ist die Aufgabe eines Balljungen?

a. Dafür zu sorgen, dass die Bälle vor dem Spiel gereinigt werden.

b. Bei Fußballmannschaften heißen die neuen Spieler so, bis sie sich einen Platz in der Mannschaft erkämpft haben.

c. Die Aufgabe des Balljungen ist es, den verschossenen Spielball einzusammeln und für weitere Nutzung bereitzuhalten.

Lösung: c) Es gibt heute natürlich auch Ballmädchen!

3. Was ist eine „La Ola-Welle"?

a. Eine Stadionwelle, eine Publikumswelle.

b. Ein besonderer Schwimmstil.

c. Eine vom Publikum ausgeführte Massenperformance in Stadien.

Lösung: a) und c) Dabei imitieren die Zuschauer eine sich kreisförmig durch das Stadion bewegende Wasserwelle, in dem sie in einer vorgegebenen Richtung nacheinander kurz die Arme hochreißen. Der optische Effekt wird gelegentlich verstärkt durch ein kurzes Aufstehen und Wiederhinsetzen. Akustisch wird die Welle mittlerweile oft mit einem lauten Johlen untermalt.

4. Welche Farben haben die Olympischen Ringe?

a. blau, violett, rot, gelb und grün

b. pink, schwarz, rot, gelb und grün

c. blau, schwarz, rot, gelb und grün

Lösung: c) Die olympischen Ringe wurden Zeichen der internationalen olympischen Bewegung und Emblem des Internationalen Olympischen Komitees (IOK). Fünf ineinander verschlungene Ringe, jeder in einer anderen Farbe (blau, schwarz, rot, gelb und grün), sollen die Eintracht der fünf Kontinente im Zeichen des olympischen Friedens symbolisieren.

5. Wie waren die Sportler der klassischen antiken olympischen Spiele gekleidet?

a. a) Sie hatten eine Toga an.

b. b) Sie waren nackt.

c. c) Sie übten die Disziplinen mit einem Lendenschurz bekleidet aus.

Lösung: b) Übrigens: Frauen waren weder als Zuschauer noch als Athletinnen zugelassen.

6. Wie hieß das Maskottchen der Olympischen Spiele in München 1972?

a. Mischa

b. Sam

c. Waldi

Lösung: c) Der bunte Dackel Waldi schnüffelte 1972 durch München (Mischa kam 1980 aus Moskau und Sam 1984 aus Los Angeles).

7. Woran erkennt man den Spitzenreiter bei der Tour de France?

a. Am gelben Helm.

b. Am gelben Trikot.

c. Am grünen Trikot.

Lösung: b) 1919 hatte Henri Desgrange die Idee, der Gesamtführende der Tour de France sollte ein gelbes Trikot tragen, damit er von den Zuschauern besser erkannt wird.

8. Worin bestand der Preis eines Olympiasiegers in der Antike?

a. Sein Name wurde in Stein gemeißelt.

b. Er wurde als Vorbild für die Jugend geehrt.

c. Er bekam einen Lorbeerkranz.

Lösung: c) Schon bei den alten Griechen stand der immergrüne Lorbeerkranz für Erfolg, Leistung, Sieg, Ruhm und Weihe. Herausragende Dichter und Sportler wurden damit geschmückt. Auch im römischen Kult um den Gott Jupiter war er Zeichen des Siegers, der mit Lorbeer bekränzt wurde.

Olympische Disziplin als Würfel-Spaß: 1000 m-Lauf

8

Die Teilnehmer würfeln reihum.

Die gewürfelte Zahl wird notiert (1 steht für 10 m, 2 für 20 m, 3 für 30 m usw.). Wer zuerst die 1000 m erreicht hat, ist der Sieger.

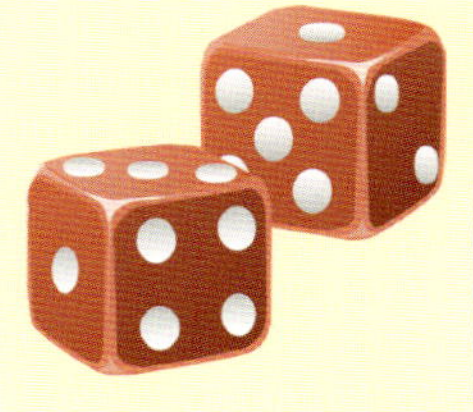

> Tipp: Man kann das Spiel zeitlich etwas verkürzen, wenn man die Würfelzahl 1 für 100 m, die 2 für 200 m usw. festsetzt.

9 Piktogramme (KV)

Jeder Teilnehmer bekommt eine Kopiervorlage ausgehändigt. Für welche Sportarten stehen die einzelnen Symbole?

Lösungen zur Kopiervorlage auf S. 35:

1. Biathlon
2. Radfahren
3. Krocket
4. Schwimmen
5. Reiten
6. Schlittschuhlaufen
7. Rudern
8. Curling
9. Schießen
10. Abfahrtslauf
11. Tennis
12. Ringen
13. Langlauf
14. Wasserski
15. Gewichtheben

10 Bewegungsübung: Zehnkampf

100m-Lauf	Mit den Füßen schnell trippeln.
Weitsprung	Anlaufen, dabei die Arme und Beine nach vorne werfen, als ob man springt.
Kugelstoßen	Den rechten Arm nach vorne schnellen lassen. Übung ebenfalls mit dem linken Arm ausführen.
Stabhochsprung	Beide Arme nach vorne halten, anlaufen, den (imaginären) Stab nach vorne bewegen und einstecken, die Beine hoch und Sprungbewegung machen.
400m-Lauf	Die Füße bewegen sich im schnellen Lauf; nicht so schnell wie beim 100m-Lauf, jedoch etwas länger.
110m-Hürdenlauf	Laufbewegungen, dazwischen jeweils 10-mal Sprungbewegungen.
Diskus-Werfen	Den rechten Arm heben (Handrücken zeigt nach oben), weit von hinten ausholen und den Arm nach vorne schnellen lassen. Übung auch mit dem linken Arm ausführen.
Hochsprung	Anlaufen, mit dem linken Bein fest auf den Boden stampfen, das rechte Bein macht eine Absprungbewegung. Übung auch mit der Gegenseite ausführen.
Speerwerfen	Den rechten Arm hinter die Schulter halten und nach vorne schnellen lassen. Übung auch mit dem linken Arm ausführen.
1.500m-Lauf	Langsame, aber ausdauernde Laufbewegungen mit beiden Füßen.

Einladung zum Extremsport

Höher, schneller, weiter – und gefährlicher: Es gibt immer mehr Menschen, die außergewöhnliche Sportarten mit hohen Risiken und großen Belastungen ausüben. Diese Übung befasst sich mit Extrem- und Trendsportarten, die teilweise sehr viel Mut erfordern. Gespräche über diese Sportarten bieten sich an.

Die KL schreibt folgende Begriffe an die Tafel:

1. **Bungeejumping**
2. **Canyoning**
3. **Freeclimbing**
4. **Houserunning**
5. **Kitesurfen**
6. **Rafting**
7. **Railbiking**
8. **Snowbiking**
9. **Straßenrodeln**
10. **Trekking**
11. **Ultramarathon**
12. **Wakeboarding**

Folgende Ausschreibungen werden vorgelesen – die TN überlegen gemeinsam, um welche der genannten Sportarten es sich handelt.

A) Erleben Sie das Klettern dort, wo es seinen Ursprung hat – in der Nationalpark-Region Sächsische Schweiz. Künstliche Kletterhilfen sind nicht erlaubt – nur mit Händen und Füßen dürfen Sie sich fortbewegen. Nur die eigene Kraft und Geschicklichkeit helfen Ihnen dabei, die Kletterroute zu bewältigen – nach dem Motto: Der Weg ist das Ziel.
Lösung: 3. Freeclimbing (Freiklettern)

B) Haben Sie Lust auf Natur pur? Dann begleiten Sie uns durch die Seinsbachklamm bei Mittenwald! Gemeinsam begehen wir die Schlucht von oben nach unten. Voraussetzung ist, dass Sie spezielle Seiltechniken beherrschen. Je nach Wetterlage fällt die Tour aus, da für diese Sportart größtmögliche Sicherheit gefordert ist.
Lösung: 2. Canyoning (Schluchtenwandern)

C) Können Sie schwimmen und haben Lust an Bewegung? Möchten Sie einmal mit der Kraft des Windes unbeschwert über das Wasser gleiten? Dann sind Sie bei uns genau richtig. Sie stehen auf einem Brett und steuern einen Lenkdrachen, der Sie über die Wellen zieht.
Lösung: 5. Kitesurfen (Kite [engl.] = Drachen)

D) Mit einer Gruppe von bis zu 30 Personen erkunden Sie mit uns den Lech, den letzten Wildfluss Europas. In einem Schlauchboot erleben Sie unter fachkundiger Begleitung und mit Wildwasserbekleidung ausgestattet einen Wellenritt, den Sie niemals vergessen werden!
Lösung: 6. Rafting (Raft [engl.] = Floß, Schlauchboot)

E) Mögen Sie stillgelegte Bahnstrecken? Fahren Sie gerne Fahrrad? Dann sind Sie bei uns genau richtig. Mit unseren speziell ausgestatteten Fahrrädern – auch mit Liegesitzen – haben Sie die Möglichkeit, stillgelegte Schienenwege einmal ganz anders zu befahren und die Landschaft zu genießen.
Lösung: 7. Railbiking (Rail [engl.] = Schiene, biking [engl.] = Radfahren)

F) Mutig müssen Sie sein und keine Angst vor hoher Geschwindigkeit haben, wenn Sie diese Extremsportart ausüben wollen. Auf dem Rücken liegend sausen Sie auf einem Brett mit vier Rollen eine asphaltierte Straße hinunter – gelenkt wird nur durch Gewichtsverlagerung.
Lösung: 9. Straßenrodeln

G) Sie dürfen vom Rathausturm kopfüber in die Tiefe springen. Aber keine Angst – der freie Fall wird von einem Gummiseil, das an Ihrem Körper und der Absprungplattform befestigt ist, über dem Untergrund abgebremst. Durch das Gummiband, das Ihrem Körpergewicht angepasst ist, werden Sie mehrfach nach oben zurückgefedert und pendeln schließlich aus.
Lösung: 1. Bungeejumping (Bungeespringen)

H) Sie laufen gerne? Und Ihnen ist die Marathon-Distanz von 42,195 km zu kurz? Dann beteiligen Sie sich doch an einem 100-km-Straßenlauf, der vom Deutschen Leichtathletik-Verband (DLV) ausgetragen wird.
Lösung: 11. Ultramarathon

I) Sind Sie schon einmal eine Hauswand heruntergelaufen? Nein? Dann wird es Zeit für den ultimativen Adrenalin-Kick. Sie sind mit Spezialgurten angeseilt und laufen mit dem Gesicht nach unten senkrecht an einer zwanzig Meter hohen Fassade eines ehemaligen Getreidespeichers hinunter.
Lösung: 4. Houserunning

J) Wenn Sie Schnee mögen und gerne Radfahren, dann ist dieser Trendsport für Sie das passende Winterurlaubserlebnis. Mit dem Sessellift geht es hoch auf den Berg; hinunter fahren Sie auf einem speziellen Fahrrad, das anstelle von Rädern mit zwei kurzen Skiern ausgestattet ist.
Lösung: 8. Snowbiking (Snow [engl.] = Schnee, biking [engl.] = Radfahren)

K) Wir organisieren Ihren Wanderurlaub in bisher kaum erschlossene Regionen mit unberührter Natur. Zelt und Verpflegung für mehrere Tage haben Sie dabei. Unser erfahrener Reiseleiter steht Ihnen mit Rat und Tat zur Seite.
Lösung: 10. Trekking (Trek [engl.] = anstrengender Marsch)

L) Eine Sportart für Wasserratten, die hohe Geschwindigkeit lieben – mit den Füßen auf einem speziellen Brett festgeschnallt werden Sie von einem Motorboot oder einem Wasserskilift mit ca. 30 km/h durch die hohen Wellen gezogen. Wenn Sie besonders geschickt sind, können Sie andere mit spektakulären Luftsprüngen beeindrucken!
Lösung: 12. Wakeboarding (Wake [engl.] = Kielwelle, board [engl.] = Brett)

Tipp: Sie können die 12 Ausschreibungen kopieren, ohne Lösungen ausschneiden und austeilen. Jeder TN liest seinen Text vor. Alle überlegen gemeinsam, um welche Sportart es sich handelt.

Wortverdreher: Die Geschichte von Paul ■ / ■■

12

Die KL liest den folgenden Text vor, die TN erkennen die Wortverdreher und nennen jeweils den korrekten Begriff.

Paul ist ein absoluter Sportfan. Leider passieren ihm auch ab und zu einige Missgeschicke. Als Jugendlicher war er Mitglied im Boxverein. Leider musste er das Boxen aufgeben, denn er bekam regelmäßig **Blasennuten** *(Nasenbluten)*.
Während des Tennisturniers bekam er neulich einen Krampf im **Badenwein** *(Wadenbein)*.
In der Umkleidekabine bestrich er die schmerzende Stelle sofort mit **Seilhalbe** *(Heilsalbe)*.
Zum Trost genehmigte er sich nach der Partie einen **Koppeldorn** *(Doppelkorn)*.
Auch im **Spechtfort** *(Fechtsport)* kennt er sich gut aus.
Mit seinen Kindern spielt er im Garten regelmäßig **Bederfall** *(Federball)* und **Bußfall** *(Fußball)*.
Früher drehte er seine Joggingrunden als **Lobbyhäufer** *(Hobbyläufer)*, doch inzwischen ist ihm dies zu anstrengend geworden.
Den Segelsport hat er aufgegeben, nachdem er mit seinem Boot geradewegs gegen die **Maikauer** *(Kaimauer)* geprallt ist. Schuld war natürlich der **Wüstenkind** *(Küstenwind)*! Jetzt bleibt er lieber eine **Randlatte** *(Landratte)*.
Früher war er im Schwimmbad **Kammstunde** *(Stammkunde)*. Doch nun darf er nicht mehr so oft schwimmen, da er sehr trockene Haut hat und unter **Fluppenschechte** *(Schuppenflechte)* leidet. Wenn er mit seinen Kindern in die Badeanstalt geht, bleibt er nun am **Reckenband** *(Beckenrand)*.
Bei der Oldtimer-Rallye gab es Probleme mit der **Wurbelkelle** *(Kurbelwelle)*. Bevor er den alten Wagen verkaufte, beseitigte er noch die Beule im **Fleckhügel** *(Heckflügel)*.
Die letzte Radtour endete mit einem Plattfuß, er hatte leider seine **Puftlumpe** *(Luftpumpe)* vergessen. Der Fußweg nach Hause wird ihm noch lange in Erinnerung bleiben.
Möglichst oft verabredet er sich mit seinen Kollegen zum **Spartenkiel** *(Kartenspiel)*. Und jeden Freitag wirft er in die Vollen beim Treff mit seiner **Regelkunde** *(Kegelrunde)*.
Am liebsten spielt er mit seinem Schwager eine Runde **Schlitzbach** *(Blitzschach)*, auch wenn es für die **Kleistermasse** *(Meisterklasse)* noch nicht ganz reicht. Aber wie heißt es doch so schön: Übung macht den Meister!

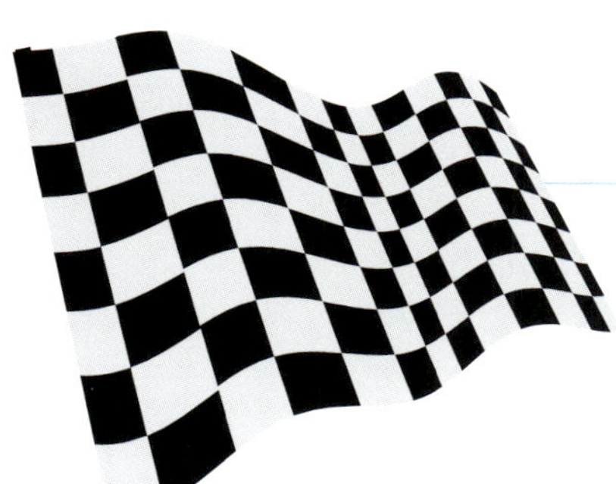

Lied zum Abschluss ■ / ■■

13

Die Teilnehmer überlegen sich, welches Lied zum Abschluss passt, z. B. ein Wanderlied.

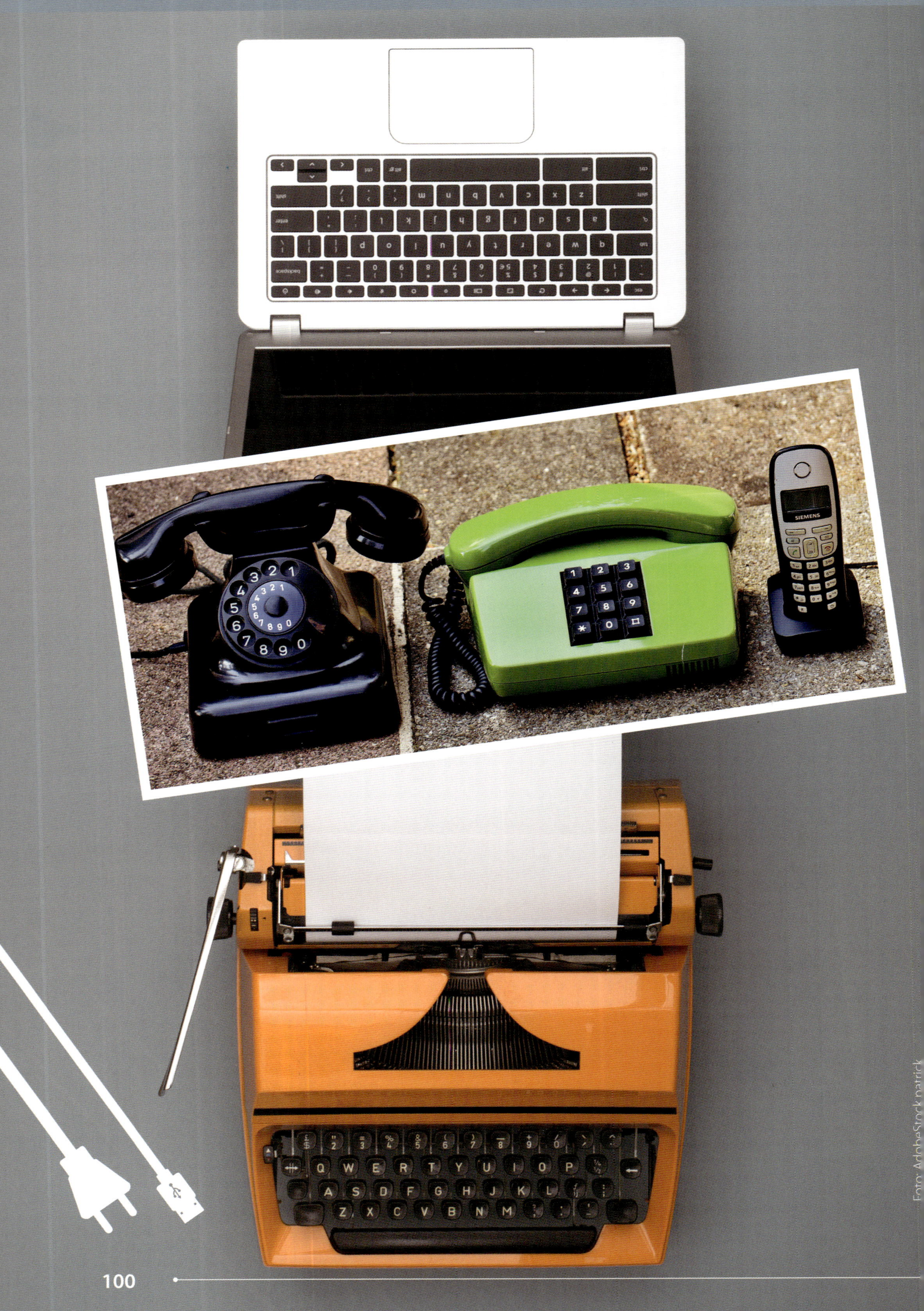

Foto: AdobeStock.patrick

Altes und Neues

Männer und Technik

Mögliches Stundenraster

Zeit	Inhalte	Ziele	Medien
5	1. Hinführen zum Thema	Einstimmung	
15	2. Wortsammlung und Gespräch	Denkflexibilität, Wortfindung, Formulieren	Tafel
10	3. Alltag im Laufe der Zeit	Assoziatives Denken, Formulieren	Zeitschriften oder Prospekte
10	4. Heute und früher	Assoziatives Denken, LZG	Tafel
8	5. Redensarten	Überlegen, Formulieren	
8	6. Gedicht	Entspannung	
10	7. Bewegungsübung	Bewegung, Entspannung	
10	8. Dinge, die noch erfunden werden müssen	Fantasie und Kreativität, Formulieren	Wortkarten (KV)
6	9. Rätselhafte Erfindungen	Assoziatives Denken, LZG	
10	10. Kleines Technik-Quiz	Kristalline Intelligenz, LZG	
10	11. Wimmelbild	Visuelle Wahrnehmung, Rechnen	KV, evtl. Stifte
5	12. (Bewegungs-)Lied	Ausklang	KV

Tischdekoration

Alles, was mit dem Thema „Technik" zu tun hat (bildlich oder gegenständlich), z. B. ein Handy, USB-Stick, Kabel, CD, Batterien ... Die Gegenstände können aus unterschiedlichen Bereichen stammen: Kommunikation, Musik, Haushalt, Transport usw. – was gerade zur Hand ist.

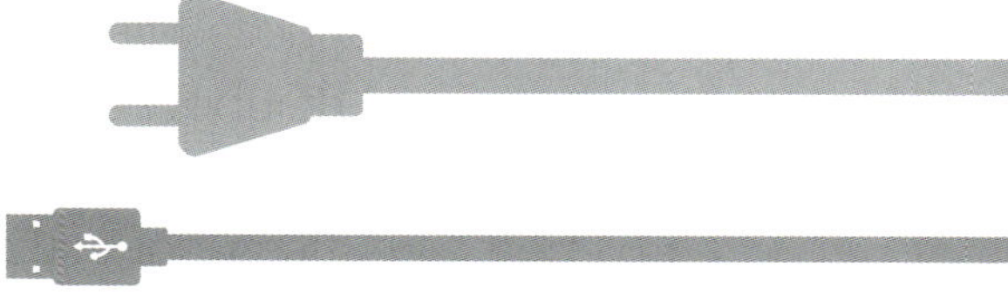

1 Hinführen zum Thema

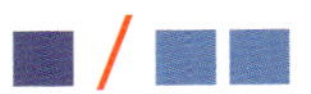

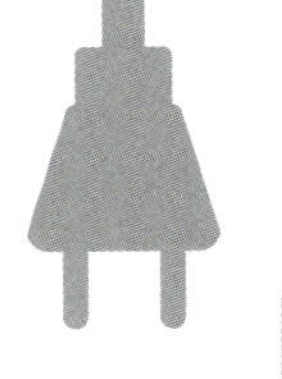

Rätselgedicht

Ich habe viele Zähne und doch keinen Mund.
Ich bin nicht eckig, sondern rund
und drehe mich im Kreise.
Wer weiß, wie ich heiße?

Lösung: Zahnrad

2 Wortsammlung: Erfindungen

Es werden Erfindungen aus unterschiedlichen Bereichen gesammelt, die an der Tafel in ein Raster unter vorgegebenen Oberbegriffen eingetragen werden. Gegebenenfalls können Umschreibungen dabei helfen, Begriffe zu finden.

Lösungsmöglichkeiten:

Arbeit und Büro	Haushalt und Wohnen	Werkzeug und Technik	Kleidung und Gesundheit	Spiel und Freizeit
Telefon	Kaffeemaschine	Blitzableiter	Brille	Plattenspieler
Kugelschreiber	Brühwürfel	Bohrmaschine	Penicillin	Fotoapparat
Büroklammer	Mausefalle	Dübel	Reißverschluss	Walkman
Ordner	Dosenöffner	Akkuschrauber	Rasierapparat	Spielkarten
Computer	Feuerzeug	Batterie	Zahnbürste	Zigaretten
Internet	Thermoskanne	Zündkerze	Hörgerät	Spielautomat
Taschenrechner	Thermomix	Schwebebahn	Stethoskop	Rollschuhe
…	…	…	…	…

Gesprächsanregungen: Welche Erfindungen haben Ihr Leben besonders beeinflusst?
Welche Erfindungen sind für Sie auch heute noch am wichtigsten?
Worauf könnten Sie am ehesten verzichten?
Für welche Tätigkeiten gibt es heute Roboter?
Welche Erfindungen wünschen Sie sich für die Zukunft?

Alltag im Laufe der Zeit 3

Material: Zeitschriften aller Art mit viel Werbung (es können auch ältere Ausgaben sein) oder Werbeprospekte.

Jeder TN bekommt eine Zeitschrift bzw. ein Werbeprospekt mit dem Auftrag, Gegenstände aus den Werbeseiten herauszusuchen, die es erst seit den 1950er-Jahren gibt. Die Wortsammlung an der Tafel wird dabei noch ergänzt. Anschließen kann sich eine Diskussion, inwieweit sich der Alltag dadurch verbessert oder verändert hat.

Wie ist es heute, wie war es früher? 4

Die KL schreibt das Raster mit den Kategorien „Heute“ und „Früher“ an die Tafel.

Sie nennt Dinge, die heutzutage durch technischen Fortschritt die Arbeit erleichtern oder aus dem Alltagsleben nicht mehr wegzudenken sind – die TN überlegen, wie man sich früher beholfen hat.

Hier einige Beispiele – je nach Alter und Biografie der TN zu verwenden:

Heute:	**Früher:**
Kühlschrank	Gemeinschaftskühlhäuser
Thermomix	Kochtöpfe
Navigationssystem	Landkarte, Autoatlas
Überwachungskamera	Wachpersonal
Espressomaschine	Kaffeekanne mit Filter
Fitness-Studio	Spaziergänge, Trimm-Dich-Pfade
Energiesparlampe	Glühbirne
Flachbildschirm	Röhrenfernseher
Computer mit Drucker	Schreibmaschine
Computer-Spiele	Gesellschaftsspiele
Smartphone/Handy	Telefonzelle
E-Scooter	Roller oder Fahrrad
Wikipedia, die Online-Enzyklopädie	Universal-Lexikon
Spotify	Schallplatte oder CD
Facebook	Treffen mit Freunden
Lieferservice per Drohne	Paketdienst

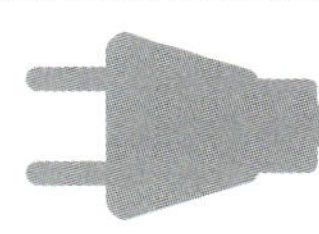

Redensarten und ihre Bedeutungen

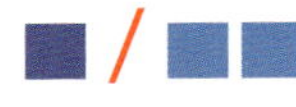

5

Etliche Redensarten haben ihren Ursprung im technischen Bereich. Was bedeuten die folgenden Redensarten?

Redensart	Bedeutung
Gib Gas!	Beeil dich!
Er hat das Schießpulver auch nicht gerade erfunden …	Er ist nicht besonders intelligent.
Warum sollten wir das Rad neu erfinden?	Warum sollten wir etwas bereits Bestehendes verbessern oder neu entwickeln?
Er hat mehrere Eisen im Feuer.	Es stehen mehrere Alternativen zur Verfügung.
Er hat eine lange Leitung.	Er ist begriffsstutzig und braucht viel Zeit, um etwas zu verstehen.
Er bringt den Auftrag unter Dach und Fach.	Der Auftrag ist erledigt, abgeschlossen.
Der Chef hat ihn ganz schön in die Zange genommen	Er hat ihn unter Druck gesetzt.
In seinem Alter ist er schon auf's Abstellgleis geschoben worden …	Er hat keine Bedeutung, keinen Einfluss mehr im Betrieb.
Momentan hat er Leerlauf.	Er hat nichts zu tun.
Sein neues Auto fährt einen heißen Reifen.	Er erlebt einen Geschwindigkeitsrausch.
Er hat eine Antenne für Stimmungen.	Er hat ein besonderes Gespür.
Es ist alles im grünen Bereich!	Es ist alles in Ordnung!
Gestern sind bei ihm alle Sicherungen durchgebrannt.	Er hat seine Selbstbeherrschung verloren.
Die Mitglieder unseres Stammtischs haben alle die gleiche Wellenlänge.	Wir verstehen uns alle gut.
Der Chef setzt alle Hebel in Bewegung, um die Mitarbeiter zu halten.	Er ergreift alle denkbaren Maßnahmen.
Nun lass mal Dampf ab!	Reagiere deine Wut ab!
Ich stehe gerade auf dem Schlauch …	Ich verstehe das momentan nicht.

Die TN überlegen sich weitere Redensarten aus dem technischen Bereich.

Gedicht: Ingenieurlied

Den Spruch „Dem Ingenieur ist nichts zu schwer" kennen noch viele Leute – er geht auf das „Ingenieurlied" (1871) von Heinrich Seidel zurück. Der 1842 geborene Sohn eines Pfarrers war ab 1868 in Berlin als Ingenieur tätig, dort entwarf er unter anderem die damals in Europa einmalige Hallenkonstruktion des Anhalter Bahnhofs. 1880 gab er den Ingenieurberuf zugunsten seiner Schriftstellerei auf.

Lesen Sie das Gedicht vor und diskutieren Sie danach über eindrucksvolle Bauwerke besonderer Ingenieurleistungen, z. B. der Eiffelturm, der erste Gotthardtunnel …

Ingenieurlied

Dem Ingenieur ist nichts zu schwere –
er lacht und spricht:
„Wenn dieses nicht, so geht doch das!"
Er überbrückt die Flüsse und die Meere,
die Berge unverfroren zu durchbohren
ist ihm Spaß.
Er türmt die Bogen in die Luft,
er wühlt als Maulwurf in der Gruft,
kein Hindernis ist ihm zu groß –
er geht drauf los!

Den Riesen macht er sich zum Knechte,
dess' wilder Muth, durch Feuersgluth
aus Wasserflut befreit,
zum Segen wird dem
menschlichen Geschlechte –
und ruhlos schafft mit Riesenkraft am
Werk der neuen Zeit.
Er fängt den Blitz und schickt ihn fort
mit schnellem Wort von Ort zu Ort,
von Pol zu Pol im Augenblick
am Eisenstrick!

Was heut sich regt
mit hunderttausend Rädern,
in Lüften schwebt, in Grüften gräbt und
stampft und dampft und glüht,
was sich bewegt mit Riemen
und mit Federn,
und Lasten hebt, ohn' Rasten' webt und
locht und pocht und sprüht,
was durch die Länder donnernd saust
und durch die fernen Meere braust,
das Alles schafft und noch viel mehr
der Ingenieur!

Die Ingenieure sollen leben!
In ihnen kreist der wahre Geist
der allerneusten Zeit!
Dem Fortschritt ist ihr Herz ergeben,
dem Frieden ist hienieden
ihre Kraft und Zeit geweiht!
Der Arbeit Segen fort und fort,
ihn breitet aus von Ort zu Ort,
von Land zu Land, von Meer zu Meer –
der Ingenieur!

Heinrich Seidel (1842 – 1906)

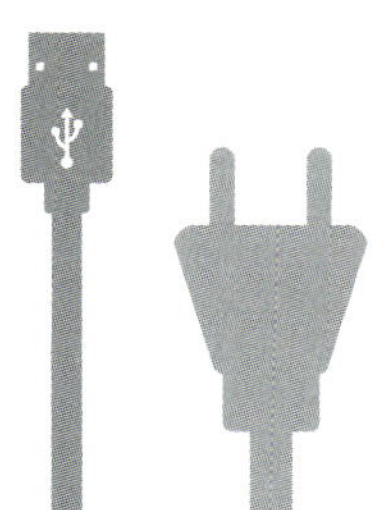

7

Bewegungsübung – Pantomime

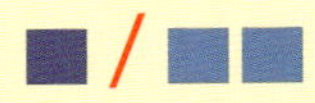

Die KL stellt mit Bewegungen dar, welche Arbeiten und Tätigkeiten früher allein durch Körperkraft bewältigt werden mussten. Die TN raten, um welche Tätigkeiten es sich handelt; dann folgt ein Gespräch über die technische Weiterentwicklung des entsprechenden Gerätes.

Kognitiv fitte TN überlegen selbst und stellen ihre Tätigkeiten pantomimisch vor.

Wichtig: Alle TN machen die Bewegungen mit!

Beispiele:

- Rasen mähen
- Teppiche klopfen
- Geschirr spülen
- Brot schneiden
- Treppen steigen
- Pendeluhr aufziehen
- Schrauben eindrehen
- Dosen öffnen
- Ofen anfeuern
- Sich Luft zufächeln
- Sich nass rasieren
- ...

Dinge, die erst noch erfunden werden müssen (KV)

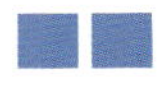

Kopieren Sie die Wortkarten auf KV S. 36 auf festes Papier. Jeder TN zieht zwei Kärtchen und setzt diese zu einer neuen Wortkombination zusammen. Gemeinsam suchen alle in der Runde Definitionen für diese Wortneuschöpfungen.

Beispiel:
„Schwamm" und „Koffer" – daraus wird entweder der „Kofferschwamm" oder es entsteht der „Schwammkoffer".
Ein Kofferschwamm könnte eine Neuzüchtung einer speziellen Schwammart sein oder ein Schwamm in der Form eines Koffers ...
Ein Schwammkoffer ist vielleicht ein Reiseutensil, das aus einer besonderen Art von Schwämmen hergestellt wird und deshalb sehr leicht und unempfindlich ist. Werbeslogan: Schweres Gepäck war gestern!

Rätselhafte Erfindungen: Was wird hier gesucht?

■ / ■■

9

In den folgenden beiden Rätseln soll jeweils ein Begriff erraten werden, der mehrfach – auch „um die Ecke" – beschrieben wird.

Rätsel A:

1. Ich bin in vielen Haushalten anzutreffen.
2. Ich bin ein Verschluss, der 1892 von William Painter in den USA zum Patent angemeldet wurde.
3. Ich bin ein kreisförmiges Blechstück mit 21 Zacken.
4. Um mich zu öffnen, wird zumeist ein Werkzeug benötigt.
5. Ich habe den Bügelverschluss abgelöst, da ich deutlich billiger in der Herstellung bin.

Lösung: Kronkorken

Die TN überlegen: Wozu kann man ausgediente Kronkorken noch verwenden? Beispiele: Rassel- und Geräuschinstrumente anfertigen, als Spielsteine verwenden, zum Annageln von Dachpappe, Plane oder Blech dienen, als Sammelobjekte …

Rätsel B:

1. Ich bestehe aus Metall. Meine Kopfform ist rund oder vielkantig.
2. Bereits im Mittelalter kannte man mich.
3. Damals wurde ich in mühsamer Handarbeit angefertigt, und zwar in der Werkstatt von Schmieden.
4. Erst die Industrialisierung im 18. Jahrhundert ermöglichte meine preiswerte und massenhafte Herstellung und weite Verbreitung.
5. Zu meiner Handhabung benötigt man ein bestimmtes Werkzeug, das in keinem Haushalt fehlen darf.

Lösung: Schraube

Kleines Technik-Quiz

10

Wie gut kennen sich die Teilnehmer mit Dingen rund um technische Erfindungen aus?

		Lösungen:
1.	Wie nennt man den Stromgenerator beim Auto?	Lichtmaschine
2.	Den elektrischen Generator am Fahrrad nennt man …	Dynamo
3.	Wie bezeichnet man den Abstand zwischen zwei Eisenbahnschienen?	Spurweite
4.	Welches Gerät sendet die Botschaft: „Bitte sprechen Sie nach dem Signalton"?	Anrufbeantworter
5.	In welchem Gerät wird nur das Essen erhitzt, nicht aber das Geschirr?	Mikrowellengerät
6.	Welches Bauteil ist bei Dieselmotoren, im Gegensatz zu Ottomotoren, überflüssig?	Zündkerze
7.	Zu welchem Zweck werden Deiche errichtet?	Hochwasserschutz
8.	Wie nannte man den Vorläufer des Fahrrads, ein Laufrad aus dem Jahre 1813?	Draisine
9.	1885 erfand Carl Benz das …	Automobil
10.	Mit welchem Gerät kann man die Himmelsrichtung bestimmen?	Kompass
11.	Wodurch kann ein Erfinder sicherstellen, dass seine Erfindung nicht von anderen kopiert wird?	Patent
12.	Graf von Volta gilt als Erfinder der elektrischen …	Batterie
13.	Welcher Automobilhersteller entwickelte den Airbag?	Mercedes Benz
14.	1908 erfand Melitta Bentz die Filtertüte. Was verwendete sie, um ihren Kaffee zu filtern?	Löschpapier
15.	Um welche Erfindung handelte es sich beim „Rahmeislutscher", als er 1923 zum Patent angemeldet wurde?	Eis am Stiel
16.	Welchen Fachausdruck verwendet man für die Pilotenkanzel eines Luftfahrzeuges?	Cockpit
17.	Wie heißt der den Bohrer haltende Teil einer Bohrmaschine?	Bohrfutter
18.	In welchem Geschäft kann man eine „Flotte Lotte" kaufen?	Haushaltswarengeschäft
19.	Welcher Fotoapparat benötigt keine Rollfilme?	Digitalkamera
20.	Wie nennt man eine Anlage zur Energiegewinnung aus Sonnenwärme?	Solaranlage
21.	In welcher Stadt ist Deutschlands einzige Schwebebahn unterwegs und zu ihrem Wahrzeichen geworden?	Wuppertal
22.	Aufgrund einer Verordnung des britischen Parlaments musste seit 1887 jedes Produkt aus Deutschland mit einem Siegel gekennzeichnet sein. Wie lautet es?	Made in Germany

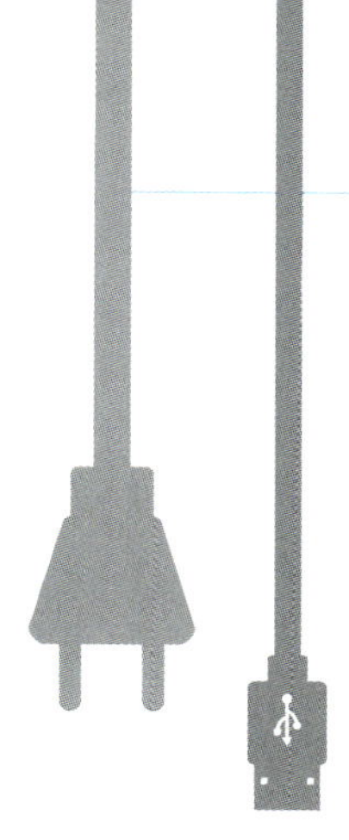

Wimmelbild „In der Hobbywerkstatt“ (KV) 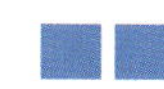

Jeder TN erhält eine Kopie des Wimmelbildes. In der Werkstatt ist einiges in Unordnung geraten. Wie viele Werkzeuge entdecken die TN?

Kognitiv schwächere TN dürfen die einzelnen Werkzeuge durchstreichen.

Lösungen zur Kopiervorlage auf S. 37:

2 Kettensägen	1 Rasenmäher	3 Bohrmaschinen
3 Zündkerzen	5 Gartenscheren	6 Schrauben
4 Glühbirnen	2 Handsägen	8 Muttern

(Bewegungs-)Lied zum Abschluss (KV) 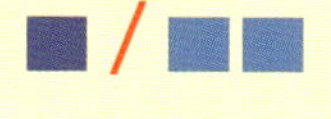

12

Das Lied „Hoch oben auf dem Berge“ kennen sicherlich noch viele Teilnehmer aus ihrer Jugendzeit. Es gibt unzählige Versionen und Variationen dieses mündlich überlieferten Scherzliedes, für das ich passend zum Thema eigene Strophen gedichtet habe. Zum Mitsingen steht auf S. 38 die passende Kopiervorlage bereit. Wer mag, kann dazu die passenden Bewegungen ausführen.

Hoch oben auf dem Berge, da steht ein Klavier, der Pianist braut sich beim Spielen ein Bier.	Mit beiden Händen Klavier spielen. Ein imaginäres Bierglas hochhalten, zuprosten.
Holladihi, holladio, holladi hopsassa, holladio!	Sich an den Armen fassen und schunkeln.
Hoch oben auf dem Berge, da steht ein Gerät, damit werden Wiesen elektrisch gemäht.	Beide Arme nach vorne strecken, Einen imaginären Rasenmäher bedienen.
Hoch oben auf dem Berge, da steht ein Windrad, darunter wächst köstlicher grüner Spinat.	Nach oben zeigen, nach unten deuten.
Hoch oben auf dem Berge, da steht ein Gestell, das wirkt schon von Weitem sehr professionell.	Nach oben zeigen, mit der Handkante an der Stirn nach oben in die Ferne schauen.
Hoch oben auf dem Berge steht ein Automat, drei Bauern daneben, die dreschen grad Skat.	Nach oben zeigen, ein imaginäres Skatblatt in der Hand halten.
Hoch oben auf dem Berge, da steht ein Ballon, wir steigen dort ein und wir schweben davon.	Mit beiden Armen einen großen Bogen andeuten, mit beiden Armen „davonfliegen“.

Weitere Buch- und Materialempfehlungen

Zur Gestaltung von geistigen Aktivierungseinheiten mit Männern stelle ich hier noch eine Auswahl an Empfehlungen von Büchern und Materialien zusammen:

Friese, Andrea: Muckefuck und Liebestöter | Toast Hawaii und Kohlenhändler | Gummitwist und Wackeldackel. Rund um alte Begriffe und Gegenstände, Vincentz Network Hannover 2015 – 2018

Jedes Kartenset bietet eine Fülle von Themenkarten aus der Alltags- und Berufswelt speziell auch von Männern. Rätselhafte Umschreibungen fordern das Denken heraus, die Fotos und Vorschläge für biografisch orientierte Fragen regen zum Erzählen an.

Friese, Andrea / Jasper, Bettina M.: Aktivieren mit System. Sinnvolle und zielorientierte soziale Betreuung, Vincentz Network Hannover 2018

Das vierte Kapitel dieses Buches vermittelt das Basiswissen darüber, was bei der Planung und Durchführung von Einheiten zum kognitiven Training in einem Seniorenheim oder der Tagespflege besonders zu beachten ist, damit es eine gelungene Trainingseinheit wird.

Jasper, Bettina M.: Das Bewegungsbuch. Mit Alltagsmaterial trainieren und Spaß haben, Vincentz Network Hannover 2014

Unter anderem bieten folgende Kapitel sinnvolle Ergänzungen zu den in diesem Buch vorliegenden Männerthemen: Fahrrad, Straßenverkehr, Getränke, Berge, Fisch, Biergarten, Telefon, Wein, Wandern, Vereine …

Storz, Bernd: Wir Jungen der 50er und 60er Jahre, Wartberg Verlag 2010

Die zahlreichen dokumentarischen Fotos wecken Erinnerungen der Menschen, die in den Jahren nach dem 2. Weltkrieg selbst Kinder waren oder sich an die Kindheit der eigenen Söhne oder Neffen erinnern.

Danksagung

An erster Stelle möchte ich mich bei unseren Gästen im „Café Zeit“ und im „Café Vogelwäldchen“ in Bergheim bedanken, die bei den Einheiten zur geistigen Aktivierung immer mit viel Freude dabei sind, mir konstruktive Rückmeldung und viele Anregungen geben. Diese Stunden sind für mich immer eine wertvolle Bereicherung meines Alltags.

Danke auch an die Lektoren Bettina Schäfer und Klaus Mencke, die trotz ihrer knappen Ressource Zeit immer ein offenes Ohr für meine Anliegen haben und mein Manuskript in die Hände einer wundervollen Gestalterin gegeben haben. Danke an Rita Zottl; die grafische Umsetzung ist noch das i-Tüpfelchen und macht noch mehr Lust auf aktivierende Männerrunden!

Des Weiteren ist mir der Gedankenaustausch mit meiner Autorenkollegin und inzwischen guten Freundin Bettina M. Jasper sehr wichtig. Danke für die guten Gespräche auf gemeinsamen Wanderungen – in Bewegung kann man einfach besser denken!

Autorin

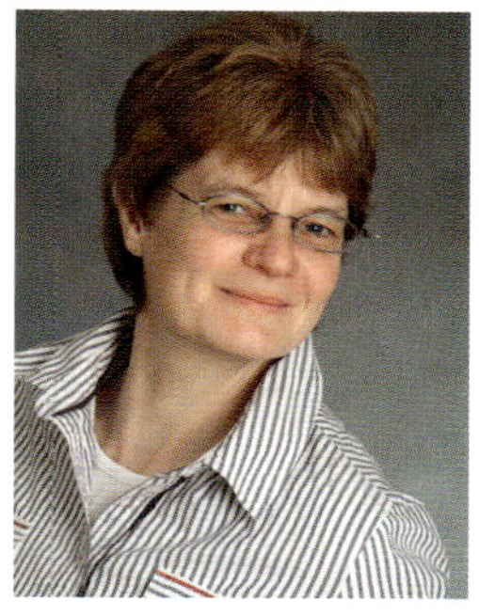

Andrea Friese, Pädagogin und promovierte Erziehungswissenschaftlerin, 1993 Ausbildung zur Gedächtnistrainerin, in den Jahren 2000 – 2001 Weiterbildung zur Fachtherapeutin für Hirnleistungsstörungen und anschließend zur Ausbildungsreferentin des BVGT e.V. (Bundesverband Gedächtnistraining).

Ab 1992 langjährige Tätigkeit im Sozialen Dienst eines Seniorenzentrums, seit 2010 ehrenamtliche Begleitung eines Demenz-Cafés und Aufbau einer Selbsthilfegruppe für pflegende Angehörige im Rahmen eines niederschwelligen Angebotes. Daneben freiberufliche Dozentin in Präsenz- und Online-Seminaren.

Bildnachweis:

Seite 8	AdobeStock - Zeitgugga6897, oben: Pixabay - B. Wälz, unten: Pixabay - Pujanak „Mit freundlicher Genehmigung von Volkswagen AG/Wolfsburg"
Seite 9, 10, 12, 16, 18	Reifenspur, AdobeStock - Tomasz Rzymkiewicz
Seite 18	AdobeStock - gubernat, oben: Pixabay - Free-Photos, unten: Pixabay – jarmoluk
Seite 18, 21, 23, 24, 27	Zollstock, AdobeStock - ssstocker
Seite 22	Pixabay - Free-Photos, Pixabay - Free-Photos, Pixabay - Daniel Eorker, Pixabay - Free-Photos, Pixabay - Hans Braxmeier, Pixabay - Michal Jarmoluk
Seite 23	Pixabay - Clipart
Seite 26	AdobeStock - Büro Z
Seite 28	Wikipedia - Josef Friedrich, Creative Commons
Seite 28, 29, 30, 31, 33, 34, 36, 37	Noten AdobeStock - Ron Dale
Seite 37	Pixabay Free-Photos
Seite 38	Wikimedia - Einsamer Schütze, Creative Commons, oben: Pixabay - Bru-nO , unten: AdobeStock - gabort
Seite 40	AdobeStock - eter Hermes Furian
Seite 46	AdobeStock - tuiphotoengineer, Wikimedia Commons - Bundesarchiv, Bild 183-M1031-0300 / Mittelstädt, Rainer / Creative Commons
Seite 47, 55	Pixabay
Seite 56	AdobeStock - Kalle Kolodziej, AdobeStock - redaktion93
Seite 61	Pixabay
Seite 64	Pixabay, Pixabay - GraphicMama-team
Seite 68	AdobeStock - Aliaksandr Marko, Pixabay - Erbs55
Seite 68, 69, 71, 73, 74, 76,77	AdobeStock - Dzmitry Rubanik
Seite 75	Andrea Friese
Seite 78	AdobeStock - kiyopay, Pixabay - Pexels
Seite 78, 79, 82, 87	AdobeStock - Hans-Jörg Nisch
Seite 86	Pixabay
Seite 88	AdobeStock - Melinda Nagy, AdobeStock - Nicholas Piccillo
Seite 88, 89, 92, 94, 96, 99	AdobeStock - Maxim Pavlov
Seite 95	Pixabay
Seite 100	AdobeStock - patrick, Pixabay - Alexas_Fotos
Seite 100, 101, 102, 103, 105, 107, 109	AdobeStock - ronnarid

Unser Tipp

... weitere Titel von Andrea Friese und Bettina Jasper

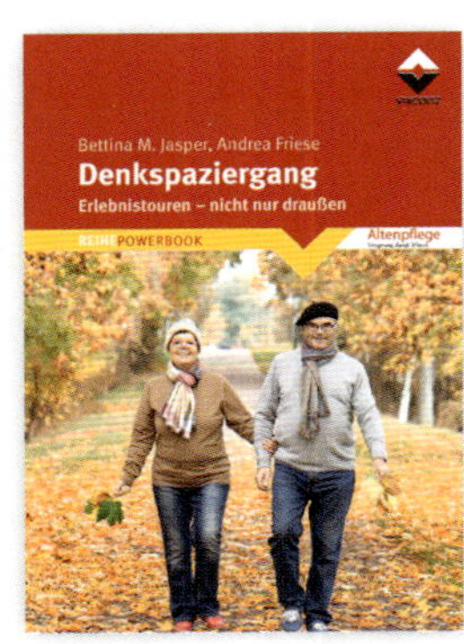

Denkspaziergang
Erlebnistouren – nicht nur draußen
Andrea Friese, Bettina M. Jasper

Was ist ein Denkspaziergang? Ein Training von Kopf und Körper. Beim Schlendern, Spazieren oder Sitzen – je nach den individuellen körperlichen und geistigen Fähigkeiten der Teilnehmer. Starten Sie zum Sinnes-Spaziergang im Garten, sitzen Sie im Klatschkreis oder gehen Sie auf Lauschtour: Sie fördern die Gesundheit Ihrer Senioren im Sinne des Präventionsgesetzes. Denn Denkspaziergänge trainieren Motorik und Kognition gleichermaßen. Formulierungsvorschläge für Planung und Dokumentation runden die Denkaufgaben ab.

2019, 120 Seiten, Spiralbindung, Format 12 x 17,5 cm
ISBN 978-3-86630-7922-6, Best.-Nr. 20846

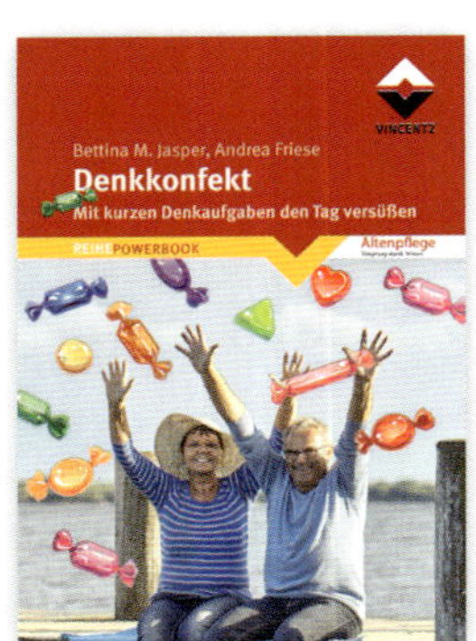

Denkkonfekt
Mit kurzen Denkaufgaben den Tag versüßen
Andrea Friese, Bettina Jasper

Selbstständig, selbstbestimmt, geistig und körperlich beweglich: Das wollen Senioren sein und so lange wie möglich bleiben. Um den Geist zu trainieren, sind diese kleinen Denksportaufgaben ideal. Mit den kurzen Aufgaben des Büchleins sind Sie sofort startklar, die Denkkonfekt-Stückchen lassen sich einfach „nebenbei" in den Alltag der Betreuung und Pflege integrieren. So bereiten Sie einzelnen Bewohnern Freude, fördern Merkfähigkeit. Mit diesem Arbeitsbuch setzen Sie die Vorgaben des Präventionsgesetzes um, das das Fördern kognitiver Fähigkeiten neben körperlicher Aktivität und psychosozialer Gesundheit vorsieht.

2018, 128 Seiten, Spiralbindung, Format 12 x 17,5 cm
ISBN 978-3-86630-670-7, Best.-Nr. 20666

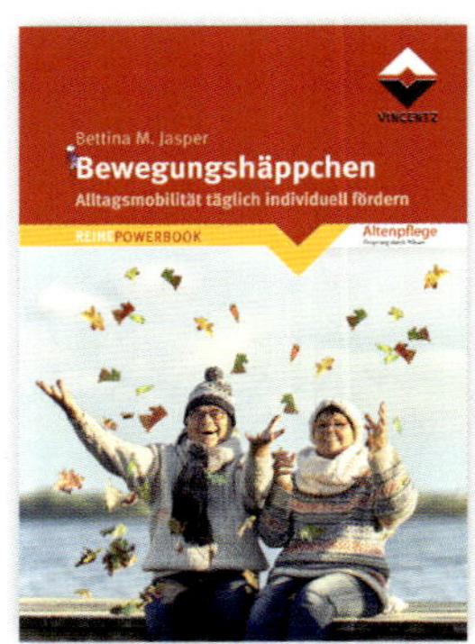

Bewegungshäppchen
Alltagsmobilität täglich individuell fördern
Bettina M. Jasper

Selbstständig die Tasse zum Mund führen. Die Wege im Wohnbereich selbstbestimmt mit einem Rollator bewältigen: Das wünschen sich Senioren, das erhöht die Lebensqualität. Doch wie lässt sich die Mobilität alter Menschen gezielt fördern? Ganz einfach mit den Bewegungshäppchen von Bettina M. Jasper. Die 60 Übungsbeispiele setzen Sie als Betreuungskraft oder Alltagsbegleiterin sofort in die Praxis um. Trainieren Sie einfach 5 Minuten mit einem Bewohner. Dort, wo er gerade ist. Das, was er an Alltagsbewegungen braucht.

2017, 98 Seiten, Spiralbindung, Format 12 x 17,5 cm
ISBN 978-3-86630-299-0, Best.-Nr. 20137

Alle Bücher sind auch als eBook (ePub oder PDF-Format) erhältlich.

Jetzt bestellen!

Vincentz Network GmbH & Co. KG · Bücherdienst · Postfach 6247 · 30062 Hannover
T +49 511 9910-033 · F +49 511 9910-029 · www.altenpflege-online.net/shop